HISTOIRE

DES

PHLEGMASIES DES VAISSEAUX

OU

DE L'ANGITE,

PAR M. BRESCHET, DOCTEUR EN MÉDECINE,

CHIRURGIEN ORDINAIRE DE L'HÔTEL-DIEU, ETC.

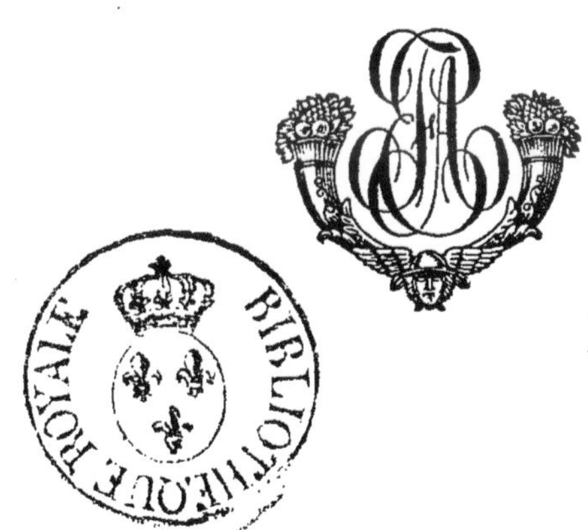

PARIS.

ÉVERAT, IMPRIMEUR, RUE DU CADRAN, N° 16.

1829.

HISTOIRE

DES

PHLEGMASIES DES VAISSEAUX,

OU

DE L'ANGÉITE.

1er *Mémoire.* — De l'artérite.

§ 1. La maladie à laquelle nous conservons le nom métaphorique d'inflammation a, de tous les temps, été considérée comme très-fréquente, et de nos jours, on la croit bien plus fréquente encore, puisque, d'après certaines théories, on pense que presque toutes les maladies dépendent de l'état phlegmasique d'un point du système muqueux.

§ 2. Sans chercher à déterminer maintenant ce qu'il y a de vrai, de faux, ou simplement d'exagéré dans ces prétentions, nous manifesterons notre étonnement de voir qu'on ait accusé successivement la plupart des tissus comme pouvant être atteints de phlegmasies, et qu'on ait oublié ou négligé de voir si les systèmes vasculaires sont ou non susceptibles d'inflammation, et dans l'affirmative, s'ils en sont frappés aussi fréquemment et d'une manière aussi patente que les autres tissus organiques. Quelques observations consignées dans les auteurs et restées inaperçues, quelques indications fugitives dans les ouvrages les plus importans de l'art, ont été long-temps tout ce que nous avons possédé.

§ 3. Les choses en étaient à peu près là lorsque je publiai la traduction de l'ouvrage d'Hodgson, sur les maladies des artères

1.

et des veines. Beaucoup de notes furent ajoutées par moi à ce livre, et sans la crainte d'abuser du droit, que s'arroge trop souvent un traducteur, d'inhumer son texte dans des notes, j'aurais fait sur tous les points de l'*angéiopathie* ce que j'entreprends aujourd'hui sur l'*angite*.

§ 4. Lorsque j'écrivis sur l'inflammation des veines (1), nous ne possédions rien encore, et nos traités généraux étaient muets sur cette affection des plus communes et des plus importantes. Mon appel a été écouté par un grand nombre de pathologistes; plusieurs, au nombre desquels je placerai MM. Ribes, Duncan, Bayle, Meli, Puchelt, Bouillaud, Cruveilhier, Dance, etc, ont publié des faits et des considérations d'un haut intérêt pour l'histoire de l'angite; d'autres, quoique d'un grand talent, n'ayant pas vu, ou n'ayant pas voulu voir, ont contesté la réalité de plusieurs inflammations vasculaires (2); enfin, il en est qui ont trouvé plus facile, si ce n'est plus convenable, de s'approprier ce qui m'appartenait, ils ont fait ce que dit Rica (3), d'un homme dont tout le mérite était de changer les ouvrages de tablettes; cependant, ils sont allés plus loin que lui, car ils ont effacé le nom de l'auteur pour s'attribuer ses travaux. Cette conduite vile et méprisable ne devrait point trouver d'imitateurs, et cependant elle n'est que trop commune. Encore si, à leurs larcins, ils avaient ajouté des faits ou des idées dont la science pût profiter! mais ils sont restés en tout stériles; « *ils ont cru pouvoir s'emparer, sans scrupule, de mes idées, en négligeant d'indiquer leur source; je le remarque, mais je suis loin de m'en plaindre : au contraire, ce genre d'éloge est assurément le moins suspect* (4). »

(1) Voyez *Traité des maladies des artères et des veines*, par Hodgson, etc., traduit de l'anglais, par G. Breschet, Paris, 1818.

(2) Voyez le même ouvrage, et l'article Phlébite que j'ai inséré dans le *Journal complémentaire du Dictionnaire des sciences médicales*, année 1819. Voyez aussi le *Dictionnaire des sciences médicales*, art. Phlébite, et le *Dictionnaire* en 21 vol., art. Phlébite.

(3) *Lettres Persanes*. « Quand un homme n'a rien à dire de nouveau, que ne se tait-il? Qu'a-t-on à faire de ces doubles emplois?.... Mais je veux donner un nouvel ordre.

Vous êtes un habile homme! vous venez dans ma bibliothèque, et vous mettez en bas les livres qui sont en haut, et en haut ceux qui sont en bas: c'est un beau chef-d'œuvre! » (Montesquieu, lettre LXVI.)

(4) Cabanis, *Rapports du physique au moral de l'homme*; Paris, 1805.

§ 5. J'ai compris, sous le nom d'angite(1), toutes les phlegmasies des vaisseaux, et dans cet ordre j'ai compris cinq genres, auxquels j'ai imposé un nom nouveau, pour éviter une périphrase.

1° *Artérite;*

2° *Phlébite;*

3° *Lymphite*, ou *lymphangite* (2);

4° *Télangite;*

5° *Cardite.*

§ 6. J'ai classé de la même manière les dilatations vasculaires, dont je compte m'occuper après avoir terminé l'histoire des angites. Ainsi, je comprends, sous la dénomination d'*ectasie*, les dilatations, et je nomme :

1° *Artériectasie*, la dilatation des artères, ou les anévrysmes proprement dits ;

2° *Phlébectasie*, les varices, ou dilatation des veines;

3° *Lymphangectasie*, la dilatation des vaisseaux lymphatiques,

4° *Telangiectasie*, dilatation des vaisseaux capillaires; nævimaterni, quelques tumeurs érectiles, etc.;

5° *Cardiectasie*, dilatation du cœur (3).

Quelques faits épars sur l'inflammation des vaisseaux artériels pourraient porter à croire que cette affection est rare; car c'est depuis Frank seulement que l'on a porté un peu plus d'attention à ce genre de phlegmasie. Attaché depuis long-temps à l'enseignement de l'anatomie, à la direction des travaux anatomiques de la Faculté de médecine et au service médical et chirurgical de l'Hôtel-Dieu, soit comme élève interne, soit comme premier

(1) Αγγεῖον, vaisseau, et de la terminaison *itis* désignant toujours un état inflammatoire.

(2) *Lympha*, la lymphe; la signification primitive de ce mot est celle d'un fluide limpide; il est sûrement d'origine grecque, et a un air de parenté avec λεμφος (mucosité, morve, etc.), λαμπω (luire, briller, etc.). Les personnes qui assignent à ce mot une origine latine devraient écrire *limfa*. Les anciens grammairiens, tels que Varron, Festus, etc., tranchent la difficulté en disant : « λυμφα est νυμφα, *mutatâ unâ litterâ.* » (Voyez les *Lexic.*, et surtout celui de Krans, *Kritisch-etymologisches medicinisches Lexikon*, p. 287, Gœttingen, 1821.)

(3) M. Alibert avait déjà, dans sa *Nosologie*, proposé plusieurs de ces mots.

aide de clinique, ou comme chirurgien ordinaire, j'ai été frappé du grand nombre de cas que je rencontrais sur les cadavres, de phlegmasie des artères. Je fis part de mes observations à plusieurs médecins et à beaucoup d'élèves; et c'est pour avoir éveillé plus fortement l'attention sur cette maladie, que j'ai vu avec plaisir publier des observations et soutenir des thèses sur l'artérite. Cependant, comme le sujet n'a pas été considéré sous tous ses aspects, j'ai cru pouvoir ajouter de nouveaux faits à ceux qu'on possède déjà, et contribuer, par ces matériaux, à l'histoire future des phlegmasies vasculaires.

§ 7. L'artérite était connue des anciens, car Arétée (1), un des plus grands observateurs de l'antiquité, parle de l'inflammation de l'aorte, et traite principalement de ses symptômes et de la méthode curative qu'on doit mettre en usage contre cette maladie.

§ 8. Boerhaave (2) dit avoir observé sur un bœuf un exemple d'inflammation de l'aorte.

§ 9. Morgagni (3), dont les ouvrages sont si riches en faits précieux et si difficiles à lire par la manière dont ces faits sont présentés, et par les nombreuses digressions qui éloignent à chaque instant l'auteur du sujet qu'il traite, Morgagni cite plusieurs exemples d'inflammation de l'artère aorte.

§ 10. Bien avant J.-P. Frank, le docteur Grant, dans un traité très-estimé sur les fièvres, avait signalé l'existence de l'angite. Toutes les fois qu'on abandonne à la seule nature la fièvre ardente inflammatoire, cette maladie, suivant le médecin anglais, se termine constamment par une suppuration dans les cavités vasculaires, laquelle, quand elle n'est pas excessive, est éliminée par les émonctoires naturels avec les évacuations ordinaires.

Quoique, comme nous venons de le voir, les anciens eussent connaissance des inflammations des artères, c'est cependant à J.-P. Frank (4) qu'on attribue la première notion de ce genre de

(1) *De causis et signis morb. acut.*, t. II, c. 8, et *de eorum curat.* t. II, c. 7.

(2) Boerhaave (*Prælect. ad inst.*, § 827).

(3) *De sed. et causis morb. Epist.* XXVI, n° 36.

(4) Frank. « In vehementissimis inflammatoriis febribus, sub enormi cordis arteriarumque agitatione, non modò has ipsas, sed venarum totam compagem, interna superficie undique profondè rubentes ac inflammatas nos primum conspeximus; similesque arteriæ, imprimis magnæ, phlogoses.

phlegmasie. Dans les *fièvres inflammatoires violentes*, *avec agitation extrême du cœur et des artères*, Frank dit avoir vu, pour la première fois, une rougeur foncée et inflammatoire à la surface interne de ces vaisseaux, et même de tout le système veineux; et, depuis cette première époque, il a eu plusieurs occasions de montrer, dans les mêmes circonstances, des phlogoses partielles, surtout dans l'aorte.

§ 11. Depuis J.-P. Frank, une multitude d'auteurs ont parlé de l'artérite, mais sans chercher à faire une description méthodique de tous les caractères et de toutes les phases de cette maladie. Ainsi Testa, Kreysig, Borsieri, Reil, Burns, Baillie, Corvisart, Cline, Portal, Abernethy, Scarpa, Sasse, Schmuck, Spangenberg, Conradi, Joseph Frank, Travers, Schwilgué, Ribes, Hodgson, Dalbant, La Prade, Davis, Reeder, Wilson, Raikem, Bertin, Bouillaud, Laënnec, Trousseau, etc., etc., ont publié des faits plus ou moins importans (1), et dont nous nous servirons chaque fois qu'ils pourront jeter du jour sur notre sujet.

§ 12. Le plan que je me propose de suivre dans ces monographies est des plus simples. 1° Je rapporterai des observations, comme preuve de ce que j'avancerai dans l'histoire générale de la maladie. Ces observations, dont le plus grand nombre m'appartient, et qui sont pour la plupart inédites, seront suivies de quelques remarques sur leurs points les plus saillans et les plus importans, et parfois de quelques réflexions critiques. J'imiterai en cela mes excellens amis MM. les professeurs Lallemand et Rostan, dans leurs ouvrages sur les maladies de l'encéphale.

partiales, sub iisdem circumstantiis, jam pluries ostendimus. » *De febre continuâ inflammat.*, pag. 184, § 11, tom. I. *Epit. de morbis homin. curand.*

(1) Jusqu'ici je m'étais imposé l'obligation d'indiquer, avec un soin scrupuleux, le nom des auteurs. les passages des ouvrages que j'avais consultés, avec le chapitre, la page, l'édition, etc. On m'a reproché ce luxe d'érudition, et on a prétendu que je ne servais en rien les gens instruits et ceux qui aiment à consulter les originaux, tandis que je favorisais les paresseux et les ignorans, gens qui sont bien aises de se donner, sans peine aucune, un air scientifique, et qui ont grand soin d'omettre l'indication de l'unique source où ils ont puisé. A l'avenir, je me contenterai simplement d'indiquer le nom de l'auteur. Tout le reste ressemble d'ailleurs à l'échafaudage qu'il faut enlever lorsque l'édifice est terminé.

§ 13. 2° Je ferai l'histoire générale de la maladie, en la basant sur les faits qui auront précédé. J'indiquerai les points sur lesquels l'observation ne nous a encore rien appris, et ces lacunes signalées appelleront l'attention des praticiens. Toutes les grandes questions d'anatomie et de physiologie pathologiques ayant trait à mon sujet seront agitées, et je tâcherai de démontrer, en terminant mon travail, quelles sont les altérations organiques des systèmes vasculaires eux-mêmes, et des autres tissus qui dépendent ou résultent de ces phlegmasies des vaisseaux sanguins et lymphatiques; et, autant qu'il sera en moi de le faire, j'appliquerai à la pratique de la médecine les connaissances que cette étude aura pu me fournir.

§ Ier. ARTÉRITE AIGUE.

(La maladie a été reconnue pendant la vie du malade.)

OBSERVATION Ire (1).

Inflammation des artères avec épaississement et ulcération de la membrane interne des vaisseaux. Gonflement de la prostate et de la luette vésicale.

§ 14. Jamais (J.-B.), âgé de 70 ans, commença, dans l'hiver de l'année 1825, à éprouver un peu de difficulté à uriner; à cette incommodité qui devint chaque jour plus sensible, se joignit, dans le mois de juillet 1826, de la fièvre le soir, des douleurs vagues dans le ventre, de la sécheresse à la langue, de la soif, de la constipation. L'excrétion de l'urine finit par devenir impossible, et le malade entra à l'Hôtel-Dieu, le 31 du même mois. Il n'avait pas uriné depuis quinze heures, et la vessie, très-distendue, formait une tumeur ovoïde qui s'étendait presque jusqu'à l'ombilic, et dont on sentait la rénitence à travers la paroi antérieure de l'abdomen. Il présentait en outre de l'anxiété et les symptômes généraux communs aux malades affectés de rétention d'urine.

Une sonde d'argent d'un moyen calibre franchit sans difficulté la majeure partie de l'urètre, et n'éprouva, avant de parvenir à la vessie, qu'un peu d'obstacle, au niveau de la prostate. Il s'écoula plus d'un litre d'une urine un peu sanguinolente; le malade fut beaucoup soulagé. La sonde fut retirée. Dans la journée, l'excrétion de l'urine ayant été impossible, il fallut

(1) Recueillie dans mon service de l'Hôtel-Dieu, par M. Robert, aide d'anatomie à la Faculté de Médecine.

songer à placer à demeure dans la vessie une sonde de gomme élastique. Une algalie (n° 10) n'éprouva pas de difficulté à traverser l'urètre, mais elle vint, comme la sonde d'argent, s'arrêter au col de la vessie. Le doigt indicateur de la main gauche, introduit dans le rectum, fit reconnaître une tuméfaction considérable de la prostate; le pavillon de la sonde fut un peu abaissé, et son extrémité opposée, éprouvant un mouvement d'élévation proportionné, parvint tout à coup dans la vessie. Elle y fut laissée à demeure et fixée convenablement. Le malade fut, par ce moyen, debarrassé de la rétention d'urine, mais il conserva de la sécheresse à la langue, une soif vive, un pouls petit et fréquent, et une anxiété très-remarquable. (Boiss., delay., diète.)

Chaque jour interrogé, il ne savait rendre compte de son état : tantôt il disait n'éprouver aucune douleur, tantôt il se plaignait vaguement de l'épigastre ou de la région sternale.

Le 7 août, anxiété extrême, même sensation de douleur vague à l'épigastre et derrière le sternum, respiration parfaitement libre, mais très-fréquente; pulsations artérielles rapides et sans force remarquable, langue très-sèche; peau couverte d'une sueur abondante.

(M. Breschet, dans le service duquel ce malade était placé, pensa alors qu'il existait quelque inflammation du côté de la portion thoracique de l'aorte; mais ayant égard à l'âge du malade, et à ce que le pouls était peu développé, il se contenta d'insister sur les boissons délayantes, et la diète.)

Le 8 au matin, insensibilité et résolution générale des forces; injection de la face; immobilité et contraction des pupilles; respiration haute et parfois stertoreuse; pouls insensible à gauche, un peu appréciable à droite; sueur abondante; froid des extrémités. On essaie vainement de pratiquer une saignée (trente sangsues derrière les apophyses mastoïdes; sinapismes aux jambes; percussion sur la face interne des cuisses, avec des compresses trempées dans l'eau bouillante); persistance du même état; mort à midi.

Nécroscopie faite vingt heures après la mort.

La dure-mère était tellement adhérente au crâne, qu'elle se déchira et se laissa enlever avec la voûte osseuse. Une couche de sérosité, de deux et trois lignes d'épaisseur, était infiltrée sous le feuillet cérébral de l'arachnoïde qui était demi-opaque et épaissie. Les vaisseaux de la pie-mère étaient gorgés de sang. Les ventricules latéraux contenaient une once et demie de sérosité; la substance cérébrale était fortement injectée.

Il y avait dilatation des cavités du cœur, avec amincissement des parois de ce viscère. *La surface interne de l'aorte était d'un rouge vif et uniforme jusqu'auprès de la naissance des artères iliaques, où cette couleur disparaissait presque tout à coup : sa tunique interne était épaissie en quelques points ; sous elle se voyaient quelques plaques osseuses ; et dans l'artère iliaque primitive gauche, se trouvait une ulcération de cette tunique, de quatre lignes de diamètre, à bords mous et stéatomateux.*

La membrane muqueuse de l'estomac était d'un gris ardoisé, épaisse, molle et parsemée de petits tubercules mamelonnés. La vessie, d'une assez grande capacité, avait des parois fort épaisses; ses colonnes charnues, très-développées, faisaient des saillies irrégulières sous la membrane muqueuse. Cette dernière, d'une couleur livide, offrait une multitude innombrable de veines dilatées. Le col vésical était occupé par une tumeur arrondie du volume d'une noix, qu'au premier abord on pouvait prendre pour un fungus de la vessie, mais en l'examinant avec plus d'attention, on reconnaissait qu'elle était, en quelque sorte, pédiculée, et venait de la portion prostatique de l'urètre. Sur ses côtés se voyaient deux espèces d'appendices en forme de reliefs arrondis. De la disposition de cette tumeur il restait évident que lorsque, pendant la vie, la vessie se contractait, la tumeur, refoulée en avant, devait s'appliquer contre le col de la vessie, comme le ferait une soupape. Pour bien voir ses origines et ses connexions, on scia et l'on enleva toute la portion des os pubis voisine de la symphyse; puis l'on fendit longitudinalement l'urètre, par sa face supérieure. L'on put reconnaître alors que le volume de la prostate était trois fois environ plus considérable que dans l'état naturel; que la crête urétrale devenait très-volumineuse en arrière, et semblait se continuer avec la tumeur que je viens d'indiquer. Celle-ci paraissait évidemment formée par ce que Lieutaud avait nommé luette vésicale, ou ce que M. Ev. Home a désigné sous le nom de lobe moyen de la prostate; son aspect extérieur et sa consistance étaient les mêmes que ceux de ce corps glanduleux, son tissu paraissait également être de la même nature.

Observation II.

Abcès froid à la partie postérieure gauche de la poitrine. Incision ; cicatrisation momentanée ; frissons ; douleur au côté gauche de la poitrine. Fièvre. Sangsues. Vésicatoires. Cessation de la douleur. Persistance de la fièvre qui prend le type rémittent. Ictère. Sels purgatifs. Guérison de l'ictère. Persistance de la fièvre rémittente. Retour de la douleur du côté gauche, avec plus d'intensité. Sangsues. Bains. Saignées. *Mort.* — Nécroscopie Sérosité rouge et fausses membranes assez consistantes dans la plèvre gauche. Tubercules nombreux dans les poumons. Cinq centilitres de sérosité rouge dans le péricarde. *Rougeur des membranes internes du cœur et des vaisseaux.* Plaque rouge peu étendue sur la membrane muqueuse de l'estomac. Ulcération dans le cæcum. Taches d'un noir livide dans la substance des reins.

Guernier (Jean-Nicolas), âgé de trente-six ans, entra à l'Hôtel-Dieu le 11 avril 1818, dans l'état suivant :

L'espace compris entre la base de l'omoplate, les neuf premières vertèbres dorsales, la première et la neuvième côte, est occupé presque en entier par une tumeur molle, fluctuante, sans douleur, sans chaleur, sans changement de couleur à la peau. Cette tumeur est plus large inférieurement que supérieurement; sa tension augmente dans le premier sens, lorsque le malade élève l'omoplate en même temps qu'il la rapproche de l'épine, mouvement pour lequel le trapèze se contracte. Les mouvemens des bras sont un peu gênés, mais non douloureux. Rien n'indique une lésion de l'épine ni de l'omoplate. La respiration est libre.

Il y a treize mois que ce malade ressentit, dans les deux côtés du thorax, une douleur vive, avec expectoration sanguinolente, accidens qui cédèrent à quelques saignées. Trois mois après, la tumeur qui vient d'être décrite se manifesta ; elle était d'abord très-petite, et s'accrut peu à peu.

(Large emplâtre de *vigo cum mercurio;* tisane amère.)

Le 18 avril, même état.

La pointe d'un bistouri droit est plongée dans le lieu le plus déclive de cette tumeur. Une sonde canelée est substituée au bistouri ; du pus s'écoule, l'ouverture est agrandie, et donne issue à une grande quantité d'un liquide séro-purulent inodore, tenant en suspension des flocons blanchâtres caséiformes. On remarque que ce foyer est situé sous les muscles larges du dos. Le doigt introduit ne découvrit aucune surface osseuse à nu. Une mèche fut placée entre les lèvres de la plaie; les délayans furent substitués aux amers.

Du 18 au 24 avril. Le pus s'écoule avec facilité ; le volume de la tumeur diminue; ses parois se gonflent un peu, deviennent chaudes et douloureuses; le pouls acquiert de la fréquence, la peau est chaude, la suppuration diminue. (Cataplasmes émolliens.)

Du 25 au 30 avril. Ces légers accidens s'affaiblissent peu à peu et se dissipent ; la suppuration redevient un peu plus abondante. Le malade se lève.

On revient aux amers.

Du 31 avril au 11 mai. La suppuration diminue peu à peu et cesse; l'ouverture se cicatrise presque complètement.

Dans la nuit du 11 au 12 mai il y a du sommeil.

Le 12 mai, en se réveillant, le malade ressent de la douleur à la plaie, y porte la main et y reconnaît une tumeur. Cette tumeur est accompagnée de rougeur et de chaleur.

Le pouls est fréquent, la peau chaude.

(Cataplasmes émolliens.)

Du 12 au 15 mai, la plaie qui était presque cicatrisée s'ouvre de nouveau et donne issue à du pus dont la quantité diminue bientôt ; les symptômes inflammatoires disparaissent.

Le pouls est médiocrement fréquent, la peau un peu chaude, la soif variable, l'appétit peu marqué, la langue blanchâtre; de temps en temps il ressent quelques petits frissons.

Le 15 mai, en s'appuyant sur le coude gauche, il ressent une vive douleur à l'épaule.

Du 15 au 21 mai, même état général; l'ouverture se cicatrise.

Dans la nuit du 21 au 22 mai, le malade a des frissons suivis de chaleur, et ressent de la douleur dans le dos.

Le 22 mai, on reconnaît derrière la cicatrice une tumeur non fluctuante, d'une dureté et d'un volume médiocre, chaude et douloureuse.

(Cataplasmes émolliens, boissons délayantes.)

Le 26 mai, une incision, faite sur la cicatrice, donne issue à une médiocre quantité de matière séro-purulente inodore.

Mèches entre les lèvres de la plaie. Au bout de trois jours, injections avec du vin miellé. Boissons amères.

Du 26 mai au 23 juin, la suppuration est assez abondante. L'état général est bon.

Dans la nuit du 23 au 24 juin, un léger frisson se fait sentir, il est suivi de chaleur et d'une douleur vive au côté gauche de la poitrine.

Le 24 juin, au matin. Le côté gauche et la région précordiale sont douloureux; la respiration est fréquente et courte; toute grande inspiration est empêchée par la douleur; il y a une toux rare et sèche; les deux côtés de la poitrine donnent un son assez mat. Le cœur offre des palpitations dont la fréquence augmente par la pression et les grandes inspirations; à chaque instant le malade est près de tomber en syncope. Le pouls est fréquent, petit, intermittent, petit surtout à gauche; la peau est chaude, la langue blanchâtre, la bouche pâteuse.

La suppuration est en même quantité.

Vingt sangsues sont appliquées sur le point douloureux; vésicatoire au bras droit. Infusion de fleurs de tilleul et de violette.

Le 25 juin. Les symptômes indiqués, quoique moindres, conservent encore une assez grande intensité.

Quinze sangsues sur la région du cœur.

Le 16 juin, tous les symptômes indiqués ont encore beaucoup diminué.

Large vésicatoire sur la région du cœur.

Le 27 juin au matin, tous ces symptômes ont disparu.

Du 27 juin au 7 juillet, il a tous les jours, à une heure de l'après-midi, de légers frissons qui durent dix minutes, et auxquels succède un peu de chaleur et de sueur. Du reste, l'état général est bon; la suppuration est peu abondante.

Le 8 juillet, on s'aperçoit que les membranes conjonctives sont jaunâtres, et que la suppuration a cette même teinte. Du reste, même état.

Le 9 et 10 juillet. La couleur jaune augmente et s'étend sur tout le corps; les urines sont safranées, les selles suspendues, la langue couverte d'un enduit jaune.

Sel de Glauber, une once et demie. Lavemens purgatifs. Boissons adoucissantes.

Dans la journée du 10, il y a des selles abondantes de matières grisâtres.

Du 11 au 16 juillet, même prescription. L'ictère diminue et

disparaît. Du reste, l'état général reste le même qu'auparavant.

Du 17 juillet au 4 août, le malade un peu affaibli par l'ictère, reprend ses forces peu à peu. Tous les jours à une heure de l'après-midi, il a un léger frisson suivi de chaleur. La suppuration diminue au dos, cesse au vésicatoire du bras et continue à celui de la poitrine.

Dans la nuit du 4 au 5 août, il y a un léger frisson et une douleur assez vive dans la région lombaire droite.

Le 5 août, la douleur persiste et augmente par la pression; partout ailleurs le ventre est indolent; les excrétions stercorale et urinaire se font bien; le testicule n'est pas appliqué à l'anneau inguinal. Le pouls est fréquent, intermittent, un peu développé.

Quinze sangsues sur le lieu douloureux. Bain tiède une heure après. Boisson antiphlogistique.

Dans la journée, le frisson et la fièvre viennent aux mêmes heures qu'à l'ordinaire, mais durant plus long-temps.

Le 6 août, la douleur est moindre ainsi que la fréquence du pouls.

Quinze sangues, bain tiède.

Après le bain il y a eu soulagement très-marqué.

Dans la journée, il y a comme à l'ordinaire, du frisson et une exacerbation momentanée de la fièvre.

Le 7 août, la douleur est presque nulle. Dans la journée, elle cesse complètement.

Bain le 7 et le 8.

Du 9 au 27 août, la suppuration du dos continue; l'état général est le même qu'avant l'ictère et la douleur lombaire. On revient aux amers.

Le 27 août, le frisson de l'après-midi est plus fort et plus long que de coutume.

Le 29 août au matin, une légère douleur se fait sentir dans la région rénale gauche; le pouls est fréquent et intermittent, la respiration courte.

Bains, tisane délayante.

Le 29 août au soir, la douleur n'existe plus; le pouls est toujours un peu fréquent.

Le 30 août au matin, les régions lombaire gauche, précordiale et latérale gauche de la poitrine sont le siége de douleurs qui augmentent par l'inspiration et la pression. La respiration est fréquente ; la partie inférieure du côté gauche donne un son mat ; l'expectoration est peu abondante, muqueuse, mêlée de sang noirâtre un peu écumeux. Le cœur offre des palpitations violentes, le malade est près de tomber en défaillance, quand de la posi tion horizontale il passe brusquement à la verticale. Le pouls est fréquent, petit, dépressible et très-sensiblement intermittent ; la peau est chaude, la face un peu colorée.

Vingt sangsues sur le point douloureux, bain une heure après.

Les symptômes diminuent d'abord beaucoup; mais à une heure, époque à laquelle se fait sentir le frisson, ils reprennent toute leur intensité. Le pouls devient même plus fréquent, plus dur et offre des intermittences.

Le soir, saignée de deux palettes. Toutes les douleurs disparaissent sur-le-champ.

Bain une heure après la saignée.

Le malade dort bien pendant la nuit.

Le 31 août le matin. Il n'y a plus ni douleur en respirant, ni toux, ni palpitations fortes.

Bain, tisane délayante, quart de portion.

A une heure de l'après-midi, il est pris tout à coup de frisson, suivi de fièvre et d'une douleur très-vive en respirant.

Sur les trois heures, il se met à genoux sur son lit pour uriner, mais il retombe aussitôt et meurt.

Nécroscopie. Le 2 septembre, vingt-trois heures après la mort.

La plèvre gauche, recouverte dans la moitié de son étendue environ d'adhérences anciennes, contient, dans ce qui reste de sa cavité, un peu de sérosité rougeâtre et des fausses membranes molles, aréolaires, adhérentes au poumon et aux côtes.

La plèvre droite est tout entière effacée par des adhérences anciennes.

Les deux poumons sont remplis d'une infinité de petits foyers purulens et de tubercules, excepté dans la moitié inférieure environ de leur bord antérieur.

Les glandes bronchiques sont dures et gonflées.

La membrane muqueuse des voies aériennes est saine.

Le péricarde offre une teinte légèrement violacée, et contient aussi de la sérosité rougeâtre.

Les membranes internes du cœur et des principaux vaisseaux sont d'un rouge très-intense. Dans les artères, cette rougeur s'étend jusqu'au-delà des artères radiales et jusqu'aux artères poplitées.

Dans le cæcum existent quatre ulcérations, dont deux sur la valvule iléo-cæcale, et deux autres entre elle et le commencement du colon. La plus étendue a la longueur d'une pièce de 20 sous. Dans le point qui lui correspond adhère, à la surface externe de l'intestin, une glande lymphatique en suppuration.

Autour du cardia, on trouve une plaque rouge formée par de très-petits vaisseaux injectés.

La rate volumineuse est d'un rouge brunâtre, intérieurement molle et diffluente.

Les reins présentent chacun sept à huit taches noirâtres qui pénètrent toute l'épaisseur de leur substance, qui, dans cet endroit, offre un enfoncement.

L'ouverture située dans le dos conduit à un foyer dont la largeur est égale à celle du médius. Ce foyer remonte jusqu'à la hauteur de l'épine de l'omoplate ; là, il se divise en deux branches, dont l'une se dirige du côté de l'épine sans y arriver, et se termine après un court trajet, tandis que l'autre monte jusque près de l'angle de l'omoplate, s'enfonce sous cet os, et s'y termine après s'être divisée en quatre petits clapiers.

Observation III.

Chute sur la tête. Contusion des tégumens du crâne. Tumeur sanguine dans la région temporale gauche, au-dessus d'elle. Perte entière des sens. Sinapismes. Incision de la tumeur sanguine pour chercher s'il existe une fracture. Petit lait émétisé. *Mort.* Fracture linéaire du temporal gauche et d'une partie du pariétal du même côté. Épanchement de sang entre la dure-mère et l'os, dans le lieu correspondant à la fracture, ainsi que dans la fosse latérale et moyenne de la base du crâne. Épanchement sanguin dans toute la cavité de l'arachnoïde cérébrale extérieure, dans la partie supérieure de l'arachnoïde vertébrale et dans celle qui tapisse le ventricule droit. Contusion légère du cerveau dans le lieu correspondant à la fracture. Contusions violentes des lobes antérieur et moyen de l'hémisphère droit. *Rougeur de la membrane interne de tout le systeme sanguin.* Rougeur légère de quelques points du canal intestinal.

Michel (Jeanne-Pierre), âgée de 70 ans, veuve, se laissa, dans la nuit du 16 au 17 octobre, sans cause connue, tomber en arrière dans l'escalier d'une hauteur de douze à quinze marches. Ce fut la tête qui porta ; elle resta sans connaissance ; une tumeur se forma au-dessus de la ligne courbe temporale gauche, entre la peau et l'aponévrose épicrânienne et sous le muscle temporal.

Un médecin appelé pratiqua une saignée, fit administrer un pédiluve et appliquer aux pieds des vésicatoires à l'eau bouillante.

Au bout de quelque temps, elle parut reprendre un peu connaissance et vouloir bégayer quelques mots que l'on n'entendit pas; mais bientôt elle retomba dans un coma profond.

On l'apporte à l'Hôtel-Dieu le 17 octobre, à onze heures du matin, dans l'état suivant :

Toutes les fonctions des sens et les mouvemens volontaires sont nuls, si l'on en excepte la déglutition qui, toute difficile qu'elle est, s'exécute cependant un peu.

Le pouls est petit, facilement dépressible, fréquent (100 puls.); la peau assez chaude, la respiration fréquente et bruyante. Les excrétions urinaire et stercorale sont suspendues.

(Petit lait émétisé.)

Le soir, même état. On fait sur la tumeur sanguine une incision qui tombe au-dessus de la ligne courbe qui borne la fosse temporale. On cherche avec l'ongle si l'on sentira une fracture, mais on n'en trouve pas; on ne pousse pas plus loin l'examen, quoiqu'on ait la conviction qu'il existe un épanchement.

Du 17 octobre au 20 du même mois, il y a quelques vomissemens. Du reste, la malade ne présente aucun autre changement dans son état que la petitesse, la *dépressibilité* et la fréquence croissante du pouls qui est enfin totalement insensible le 20 au matin.

Elle meurt le 20 octobre, à cinq heures du matin.

Nécroscopie. Le 22 octobre, vingt-quatre heures après la mort.

Du sang est infiltré sous le cuir chevelu, au-dessus de la fosse temporale, ainsi que dans l'épaisseur du muscle.

Une fracture s'étend obliquement de l'angle postérieur et inférieur du pariétal qu'elle intéresse dans une étendue d'un demi-pouce jusqu'à la base du rocher près de laquelle elle s'arrête. Une couche de sang épaisse, à son centre, de 3 lignes, sépare, dans toute la longueur de la fracture et dans une largeur de deux pouces, la dure-mère des os fracturés. Une couche de sang plus considérable encore sépare la dure-mère de la fosse latérale et moyenne droite de la base du crâne d'avec les os qui la forment; cependant il n'y existe pas de fracture. Les deux fosses latérales moyennes de la base du crâne contiennent une couche de sang coagulé, épaisse de deux à trois lignes. Tout le reste de la surface de l'arachnoïde cérébrale extérieure est couvert d'une couche peu épaisse de sang noir, tenace, presque liquide. Une petite quantité de sang liquide mouille l'arachnoïde vertébrale dans sa portion cervicale seulement. Le ventricule latéral gauche ne contient que de la sérosité rouge; le droit contient une cuillerée environ de sang coagulé. A son extrémité antérieure, on trouve la substance cérébrale réduite en une espèce de bouillie mêlée à une grande quantité de sang. En enlevant cette bouillie, on arrive à la face inférieure du lobe moyen, dont la substance est grise et déchirée, et l'on se trouve avoir une cavité capable de loger une grosse noix.

La moitié inférieure et postérieure du lobe antérieur du même hémisphère présente une altération analogue, mais plus considérable encore. La substance ne peut presque pas être distinguée du sang avec lequel elle est confondue; elle ne forme avec lui qu'un gros caillot presque entièrement de la couleur du sang, qui remplit une cavité capable de contenir un œuf.

Une altération analogue, mais étroite et superficielle, existe, à gauche, dans toute la longueur de la fracture.

Tous les os, et surtout ceux du crâne, sont extrêmement fragiles.

Quelques points de l'estomac et de l'intestin grêle présentent un peu d'injection. La teinte générale de la membrane est le gris-rose.

La *membrane interne des artères et des veines* est rouge dans toute son étendue. *Cette rougeur est plus foncée dans les artères crurales que dans les artères brachiales.* Les iliaques primitives, qui, ainsi que les vaisseaux précédens, ne contiennent pas de sang, sont aussi d'un rouge très-intense.

Le poumon droit adhère aux côtes dans toute son étendue; ses trois quarts postérieurs sont engoués de mucosités.

Observation IV.

Mélancolie, manie, état voisin de l'idiotisme, plus tard dyspnée, œdème des jambes; les extrémités froides et violettes; phlyctènes de l'épiderme des orteils. *Mort.* — Quelques traces d'inflammation ancienne aux méninges; épanchement séreux à la base du crâne. Sérosité dans les plèvres. Dilatation de l'oreillette droite du cœur. Caillot volumineux adhérent aux parois de cette oreillette. Ventricule droit dilaté; parois épaissies. *Rougeur de la membrane interne de l'artère pulmonaire, de l'aorte et de la membrane interne de l'oreillette gauche.*

Gaudens Tachy, né à Bévern en Suisse, âgé de trente et un ans, d'un tempérament bilieux, d'une constitution délicate, avait toujours montré un esprit très-borné et peu d'aptitude au travail, lorsqu'il fut pris, il y a trois ans environ, sans cause connue, d'une tristesse insolite. Il recherchait la solitude, fuyait la société, et demeurait des heures entières plongé dans une rêverie profonde, entièrement étranger à tout ce qui l'entourait; quelque temps après, délire exclusif, idées sombres, présages sinistres unis à des idées de grandeur; il se croit un personnage célèbre, marié à une illustre princesse d'Allemagne; il est membre de l'ordre de Marie-Thérèse; il s'occupe à nommer des agens de son autorité. En même temps, lésion des affections de l'ame; indifférence complète pour ses parens, dont il ne demande jamais de nouvelles; affaiblissement progressif des facultés intellectuelles, mais principalement de la perception et de la mémoire; acheminement rapide vers un état d'anéantissement moral.

Après avoir été traité huit à neuf mois dans les maisons de santé de MM. Esquirol et Belhomme, il est conduit à la maison royale de Charenton, le 19 février 1819. A cette époque, face maigre, pâle et sans expression, yeux fixes, démarche nonchalante, facultés intellectuelles affaiblies, état voisin de l'idiotisme, réponses lentes aux questions qu'on lui fait; incohérence dans les propos, qui sont souvent étrangers à l'objet sur lequel on l'interroge; taciturnité habituelle; nuls momens d'agitation. Il est impossible de savoir si le malade est dominé par quelques idées exclusives; son habitude extérieure, sans expression, annonce plutôt l'affaiblissement de l'intelligence que sa concentration sur certains objets. Il ne parle que pour satisfaire ses besoins, et paraît éprouver de temps en temps des émotions légères et désordonnées de haine ou d'amitié. Tachy est resté environ cinq mois dans cet état, qui n'a offert aucun changement remarquable ; il ne sortait presque jamais de sa chambre. Au physique, il se portait bien ; il était cependant maigre, et sa face avait habituellement une couleur terne uniforme. Depuis deux ou trois mois, il éprouvait de la difficulté pour respirer ; mais, craignant de prolonger son séjour dans la maison, il n'avait osé en parler à personne ; elle augmentait graduellement, et, le 15 octobre, il se manifesta un œdème des deux pieds. Le 20, il était dans l'état suivant : face d'une couleur ardoisée et un peu injectée, lèvres d'un rouge violet, coucher en supination ; sentiment d'une grande fatigue, et d'un poids considérable lorsqu'il fait des mouvemens ; anxiété, malaise général, mains rouges et violettes ; abdomen tendu et donnant à la percussion la sensation d'un fluide épanché et fluctuant ; pieds œdématiés et très-froids, respiration haute, fréquente et très-difficile ; dyspnée augmentant par les mouvemens et par le coucher latéral, diminuant par le décubitus dorsal et par la situation élevée de la poitrine ; pouls petit et très-fréquent, battemens du cœur, vites, brusques et confus ; peu d'appétit, constipation (trois riz, une pilule diurétique faite avec l'extrait de laitue vireuse, tisane d'orge, une brique chaude appliquée aux pieds).

L'intelligence paraissait s'être réveillée. Le malade parlait sensément de sa maladie dont il sentait la gravité, il rendait un compte fidèle des symptômes qu'il éprouvait ; il regrettait de ne pas voir ses parens, et témoignait beaucoup de reconnaissance pour les soins qu'on avait pour lui.

Le 21, augmentation de tous les symptômes ; pouls faible et inégal, battemens du cœur très-étendus, tumultueux et irréguliers ; jambes entièrement œdématiées ; la peau de ces parties, lisse, tendue et légèrement rouge, pieds insensibles, affectés d'un gonflement dur, ayant une couleur brunâtre et violette, un froid glacial ; l'épiderme qui le recouvre, soulevé par plusieurs phlyctènes pleines d'un fluide limpide.

Le médecin (1), frappé de ces derniers phénomènes, porta le diagnostic suivant : maladie du cœur d'une nature particulière, probablement accompagnée d'une affection des gros vaisseaux.

(1) Le professeur Royer-Collard.

Le 23, respiration extrêmement gênée, lente et haute; paroles très-difficiles, pouls petit et très-irrégulier. Le soir, respiration rare et courte. Mort, le 23, à sept heures du matin.

Nécroscopie.

Habitude extérieure. Face et lèvres livides, ventre tendu et fluctuant, jambes œdématiées; pieds gonflés, offrant une couleur rouge et circonscrite, qui s'étendait jusqu'au-dessous des malléoles. L'épiderme s'enlevait avec une très-grande facilité, et le derme, mis à découvert, était d'un rouge éclatant, et avait perdu une partie de sa consistance.

L'arachnoïde, opaque dans plusieurs points, épaissie et très-résistante, principalement sur les parties latérales des hémisphères cérébraux, offrait quelques granulations extrêmement légères, et à peine perceptibles à la vue. La pie-mère était infiltrée de sérosité; il y en avait quatre onces environ à la base du crâne, et une once dans chaque vésicule latérale. La substance cérébrale était ferme.

Les deux cavités de la poitrine contenaient chacune environ une demi-pinte de sérosité; les poumons étaient sains, le cœur avait deux fois et demi son volume naturel; l'oreillette droite, énormément dilatée, contenait des caillots de sang noir. Sa face était recouverte d'une matière mollasse, qui paraissait différer de la fibrine concrète; elle était consistante, d'une couleur brunâtre, lâchement adhérente par une de ses faces aux parois de l'oreillette, et interposée dans les colonnes charnues de l'appendice auriculaire, qui avait le double de son volume et de son épaisseur; l'autre face était très-inégale, et libre dans la cavité de l'oreillette; cette substance avait de l'analogie avec le tissu de la rate. Le ventricule droit, très-dilaté, plein d'un sang noir, présentait des colonnes charnues d'un volume remarquable, et ses parois avaient le double de leur épaisseur ordinaire.

La membrane interne de l'artère pulmonaire avait une rougeur écarlate très-intense, uniforme, qu'on remarquait dans toute la longueur de ce vaisseau, et qui se terminait d'une manière franche et sans aucun intermédiaire à son orifice ventriculaire; elle ne disparaissait point en essuyant fortement la membrane, ou même en la grattant avec le scalpel. La cavité de l'oreillette et celle du ventricule avaient leur couleur naturelle.

L'oreillette gauche présentait une couleur d'un rouge écarlate semblable à celle de l'artère pulmonaire; une grande partie de sa cavité était tapissée par une matière différente, par l'apparence extérieure, de celle qu'on remarquait dans l'oreillette droite; elle était plus consistante, plus épaisse, jaunâtre. L'une de ses faces adhérait d'une manière ferme aux parois de l'oreillette; l'autre face, libre dans sa cavité, très-raboteuse, offrait des saillies alongées, qui ressemblaient d'une manière singulière aux colonnes charnues des ventricules.

L'orifice auriculo-ventriculaire gauche avait deux lignes de diamètre environ; le bout du petit doigt ne pouvait passer à travers. Ce rétrécissement paraissait dépendre du resserrement des fibres musculaires qui forment cette ouverture, et de la disposition de la matière particulière décrite plus haut, dont quelques fragmens étaient intimement adhérens à la valvule mitrale. Le ventricule gauche, très-vaste, et vide de sang, contenait des caillots en petite quantité. Ses parois étaient épaisses et résistantes.

L'aorte, moins volumineuse que l'artère pulmonaire, avait à peine les deux tiers de son diamètre naturel. Sa cavité, ouverte dans plusieurs pouces de son étendue (1), *présentait la rougeur vive de l'artère pulmonaire et de l'oreillette gauche.* Les veines caves et le ventricule gauche avaient leur couleur ordinaire.

Il y avait deux pintes environ de sérosité épanchée dans cette cavité. L'estomac était retiré sur lui-même. Sa membrane muqueuse, formant des rides volumineuses, était rouge dans presque toute son étendue, et recouverte de mucosités blanchâtres, épaisses et abondantes. Les intestins étaient sains; le foie, volumineux, était consistant, difficile à inciser, et criait sous l'instrument; il offrait, à sa surface et dans son tissu, des grains blanchâtres, qui paraissaient de nature tuberculeuse. Les autres organes étaient sains (2).

(1) Des circonstances particulières ont empêché d'examiner ses principales divisions.

(2) Nous devons cette observation à M. Bayle, sous-bibliothécaire et professeur agrégé à la Faculté de Médecine.

Observation V.

Pouls faible, irrégulier, comme arrêté. Mouvement du cœur tumultueux. Bouffissure de toute la surface du corps. Agitations et anxiétés excessives. *Mort.* Plaques rouges sur l'aorte.

Une femme âgée de 25 ans, ayant eu une suppression de ses menstrues, par un refroidissement, éprouvait un état de malaise et de souffrance qui la fit entrer à l'hôpital. Elle présentait aussi quelques signes d'inflammation abdominale ; il y avait de plus une violente douleur de tête. Le pouls était faible et très-irrégulier, et l'artère comme arrêtée dans son développement ; les pulsations étaient tantôt très-précipitées et tantôt très-lentes, les mouvemens du cœur paraissaient très-profonds et très-tumultueux. La peau était plus froide que chaude : on observait une sorte de bouffissure répandue sur toute la surface du corps. L'agitation étant excessive, la malade ne pouvait rester un instant en place. Cette anxiété fixa particulièrement l'attention du médecin. On put croire, pendant le cours de la maladie, qu'on avait à faire à une affection cérébrale. Cependant le médecin soupçonna qu'il existait une inflammation des gros vaisseaux.

Après la mort, on trouva un engorgement sanguin du cerveau et quelques taches rouges sur l'arachnoïde. *La surface interne de l'aorte était marquée çà et là de plaques d'un rouge très-vif, lesquelles occupaient plus de la moitié de son étendue.* La membrane des voies digestives ne présentait aucune trace d'altération (1).

Observation VI.

Malaise vague. Enflure générale. Dyspnée. Pouls petit, serré, irrégulier. *Mort.* Rougeur de la face interne des oreillettes et des ventricules du cœur et des principaux vaisseaux sanguins.

Une femme âgée de 53 ans, d'un embonpoint considérable, éprouvait, depuis quelques jours, un malaise vague et des douleurs qui, disait-elle, *lui couraient partout le corps*, lorsque, le 19 février 1818, elle prit un purgatif qui produisit vingt-deux selles. Dès le lendemain enflure générale, suppression de l'urine, tension, balon-

(1) M. Richard de la Prade, médecin à Lyon.

nement et douleurs du ventre. Elle entra à l'hôpital le 21, tous les symptômes semblaient indiquer une inflammation abdominale, et la maladie fut traitée comme telle. Du reste, la face était plutôt pâle qu'animée, la peau était froide, le pouls petit et régulier; jamais on n'a aperçu de fièvre, cependant l'inquiétude et l'agitation étaient excessives. Le huitième jour, le matin, la respiration parut un peu gênée; cette dyspnée alla en augmentant avec rapidité; alors le pouls, toujours très-petit, devint serré et irrégulier, et la malade mourut suffoquée, le 2 mars, à six heures du soir, le douzième jour de la purgation et le dixième de son entrée à l'hôpital.

Nécroscopie. La surface interne des oreillettes et des ventricules du cœur, celle de toutes les artères et de toutes les veines principales étaient d'un rouge très-vif; cette rougeur était interrompue, à la crosse de l'aorte seulement, par quelques plaques violettes. Le névrilème des troncs principaux était aussi enflammé, c'est-à-dire, d'un rouge vif. Les artères, les veines et les nerfs, examinés au-dessous du genou, n'ont présenté aucune altération. Tous les viscères; excepté le foie et la rate, offraient des traces d'inflammation ou d'engorgement sanguin; toutes les membranes séreuses étaient plus ou moins rouges, et surtout le péritoine. La membrane muqueuse de l'organe respiratoire a été trouvée d'un rouge vif, jusque dans les dernières ramifications des bronches; celle de l'estomac, des intestins et de la vessie, était parfaitement intacte. En général, les traces d'inflammation ou d'engorgement sanguin étaient d'autant plus prononcées, que les parties étaient plus rapprochées de la tête. Je dois ajouter que *la tunique interne des artères et des veines était un peu épaissie*, mais qu'elle était difficile à détacher, excepté aux endroits violets, et qu'il n'y avait nulle part des traces de suppuration (1).

Observation VII.

Fracture de la malléole interne droite près de sa base et du péroné, à deux pouces et demi au-dessus de son extrémité supérieure. Épanchemens sanguins. Phlegmon érysipélateux s'étendant à la cuisse. Fièvre vive avec délire. Saignées. Scarifications profondes. Persistance des accidens. *Mort.* — Sérosité rouge, en petite quantité, dans l'arachnoïde

(1) M. Richard de la Prade, médecin à Lyon.

cérébrale et les ventricules. *Rougeur légère des cavités du cœur, de l'aorte pectorale et des veines caves. Sérosité sanguinolente et purulente* sous la peau du membre abdominal droit. Épanchemens sanguins entre les muscles de la jambe. Déchirure de la moitié inférieure du ligament interosseux.

Le nommé Combat-Mamers, âgé de 56 ans, dans la soirée du 9 avril, descendait un escalier non éclairé. Arrivé à l'antépénultième degré, il croit être sur le dernier, porte la jambe en avant pour l'appuyer sur le sol; sentant qu'il ne le rencontre pas, il se rejette brusquement en arrière pour reporter le poids du corps sur la jambe droite, y parvient, mais ne peut s'arrêter dans ce mouvement, et tombe sur le côté droit. Au moment de sa chute, il ressent une douleur vive à la jambe, et s'aperçoit bientôt que la face plantaire de son pied droit est fortement tournée en dehors, et que l'extrémité inférieure du tibia fait en dedans une saillie très-marquée. Saisissant alors le tibia d'une main et le pied de l'autre, il ramène en partie le pied à sa direction naturelle. Bientôt du gonflement survient sur tout le contour de l'articulation, s'accroît rapidement et s'étend au dos du pied et à une grande partie de la jambe.

Un chirurgien appelé reconnaît une fracture, et engage le malade à entrer à l'Hôtel-Dieu. Il y entre en effet le 11 avril.

Le pied est fortement porté en dehors et un peu en arrière : l'articulation est énormément gonflée; à sa partie interne on sent de la fluctuation. Le gonflement s'étend au dos du pied et à la plus grande partie de la jambe. Les douleurs sont vives.

D'après les circonstances de l'accident, d'après la déviation du pied en dehors et en arrière, et surtout d'après ce qui a été reconnu en ville, M. Dupuytren pense qu'il existe une fracture de l'extrémité inférieure du tibia et peut-être du péroné, ce que le gonflement empêche de constater.

Un long coussin épais à sa partie moyenne, mince à ses extrémités, est ployé en deux, ce qui lui donne la forme d'un coin, dont la base est appliquée au-dessous de la malléole interne, et le sommet à la partie supérieure du tibia. Sur ce coussin est placée une longue et forte attelle, qui, répondant au condyle interne du tibia supérieurement, dépasse inférieurement le pied de plusieurs pouces. Ces deux pièces d'appareil sont fixées au membre en haut et en bas par des circulaires. Le pied est ensuite ramené en dedans, et maintenu dans cette position par des tours de bande qui prennent appui sur l'extrémité inférieure de l'attelle passant successivement sur le coude-pied et sur le talon. Le membre est demi-fléchi et couché sur son côté externe. Des résolutifs sont appliqués.

Du 11 au 19 avril, la fluctuation devient plus étendue et plus manifeste ; le gonflement s'accroît, de la rougeur et de la chaleur s'y joignent, la douleur augmente, le pouls prend une fréquence plus grande.

Le 19 avril, huitième jour depuis l'accident, à la vis te du soir, la face est très-animée, les yeux brillans, la soif vive, la langue rouge et sèche, le pouls très-développé. Il n'y a pas eu d'évacuations alvines depuis l'entrée du malade.

Saignée du bras, petit lait, lavemens purgatifs. On cesse d'appliquer le bandage.

Dans la nuit, il n'y a pas de sommeil.

Le 18 avril, neuvième jour, l'état général est le même. La fluctuation est encore plus manifeste au niveau de l'extrémité inférieure du tibia.

Une incision donne issue à une grande quantité de sang noir, fétide et mêlé de pus. Le doigt porté dans cette plaie, fait reconnaître l'arrachement de la malléole interne et l'ouverture de l'articulation.

Nouvelle saignée. Le membre reste couché sur son côté externe.

Dans la nuit, il a une sueur copieuse qui le soulage beaucoup, et qui est suivie de quelques heures d'un sommeil entremêlé de rêves.

Les 19 et 20 avril, dixième et onzième jours, la face est moins animée, la langue est humide et recouverte d'une couche blanchâtre à sa base ; le pouls est fort, mais peu fréquent.

Dans la nuit du 20 au 21 avril, il veut se lever et marcher, on est obligé de le fixer.

Le 21 avril, douzième jour, le trouble des facultés intellectuelles persiste. La jambe est plus volumineuse, plus rouge, plus chaude, plus tendue ; le pouls est grand et développé.

Le soir, le pouls est plus plein, plus dur, plus fréquent, la face très-animée, les yeux brillans, la peau chaude.

Troisième saignée de deux poêlettes.

Vers huit heures, le trouble des facultés intellectuelles et l'agitation augmentent.

A dix heures, il y a des alternatives singulières dans son délire; tantôt il prend un air sombre, ses yeux deviennent fixes et menaçans; tantôt, conservant un air sérieux, il commence des phrases sans les achever, et semble montrer autour de son lit des objets qui ne s'y trouvent pas; tantôt, enfin, il rit aux éclats et semble se moquer de l'attention qu'on prête à ce qu'il fait. Ces différens états se succèdent, sans interruption, pendant toute la nuit. Ils font place, le matin, à un peu de calme.

Pendant tout ce temps, le pouls est dur, fréquent, médiocrement développé, les pommettes sont colorées, les yeux brillans, la langue humide et enduite de mucosités tenaces qui, quand la bouche est ouverte, s'étendent en forme de cloison de la langue à la voûte palatine. La respiration est fréquente, la peau chaude.

Le 22 avril, treizième jour, il y a un peu plus de sécheresse à la langue, quelques soubresauts dans les tendons, et cependant beaucoup moins de trouble dans les facultés intellectuelles. Le pouls est intermittent, un peu moins développé et moins fréquent.

La rougeur, la tension, la tuméfaction et la chaleur sont plus considérables et se sont étendues à la cuisse, et surtout à son côté externe.

Trois scarifications profondes intéressant toute l'épaisseur de la peau, sont pratiquées à la jambe.

Décoction de valériane et de serpentaire de Virginie, petit lait.

Le 23 avril, quatorzième jour, la langue est un peu plus sèche; le contour des lèvres et du nez est jaune. Les pommettes sont d'un violet livide; la respiration est fréquente, courte et bruyante; le pouls est petit, fréquent, difficile à déprimer; les facultés intellectuelles paraissent assez entières.

Du 23 avril, matin, jusqu'au 24, à deux heures et demie de l'après-midi, la couleur jaune du contour des lèvres et du nez, la lividité des pommettes, la fréquence et le bruit de la respiration, la petitesse du pouls augmentent graduellement.

A deux heures et demie, la respiration est profonde; ses intervalles deviennent de plus en plus grands; le pouls ne peut plus être senti. Il meurt à trois heures, le 24 avril, quinzième jour depuis son accident.

Nécroscopie. Le 26 avril, quarante-huit heures après la mort.

La peau de la partie externe de la cuisse, et surtout celle de la jambe et du pied droit est rouge, épaissie, endurcie, moins extensibles, et plus facile à déchirer que dans l'état naturel.

Le tissu cellulaire, situé sous elle, est infiltré de sérosité rouge à la cuisse, de sérosité purulente à la jambe. Cette sérosité purulente a une odeur acide très-analogue à celle du vin en fermentation.

Le tissu cellulaire intermusculaire est infiltré de sang, ainsi que les muscles.

Le ligament interosseux est déchiré dans sa moitié inférieure. Là existe un foyer dont les parois grisâtres sont formés, en avant, par les muscles fléchisseurs du pied, et extenseurs des orteils, en arrière, par le jambier postérieur; en dehors, par le péroné; en dedans, par le tibia, dont le tiers inférieur a été presque partout séparé des parties molles voisines par le sang, et ensuite le pus épanché autour de lui. Ce foyer est presque entièrement vide, c'est à lui qu'aboutit la première incision pratiquée.

Le périoste du tibia, dans les points où il a été séparé des parties molles voisines, est rouge, épaissi, ramolli, facile à détacher de l'os et à déchirer.

La malléole interne est fracturée à sa base; à son sommet, adhèrent les ligamens latéraux internes de l'articulation tibio-tarsienne. Les ligamens antérieurs et postérieurs sont déchirés; les ligamens latéraux sont entiers. L'articulation est ouverte et contient un peu de pus. Les surfaces articulaires sont d'un blanc terne.

Le péroné est fracturé à l'union de son quart supérieur avec ses trois quarts inférieurs; la fracture est très-oblique de bas en haut, de dehors en dedans, et un peu d'avant en arrière. Les surfaces de la division sont longues d'un pouce et demi, et se terminent en pointes très-aiguës.

La plante du pied peut être portée fortement en dehors. Dans ce mouvement du pied, la malléole interne va en bas avec l'astragale auquel elle adhère. L'extrémité inférieure du péroné est portée fortement en dehors, tandis que l'extrémité supérieure de son fragment inférieur est rapprochée du tibia. De cette manière, cet os exécute un mouvement de rotation dont l'axe est au point où finit la déchirure du ligament intérosseux.

Une petite quantité de sérosité rougeâtre est contenue dans l'arachnoïde cérébrale extérieure et dans celle du ventricule. Une cuillerée environ de sérosité transparente se trouve dans l'arachnoïde vertébrale. Les vaisseaux de la pie-mère contiennent du sang.

La substance cérébrale n'est pas plus consistante que d'ordinaire; les points rouges qu'on voit en la coupant ne sont pas plus nombreux.

Les deux plèvres sont minces, lisses, transparentes, et ne contiennent pas de sérosité.

Les poumons sont mous, élastiques, crépitans, difficiles à déchirer par traction, et surtout par pression. Leur couleur est d'un gris légèrement violacé en arrière. Sur ce fond se dessinent des lignes noires, qui, en se réunissant, forment des polygones assez réguliers, aux angles desquels se trouvent de petites taches saillantes de la même couleur. On y voit, en outre, des vaisseaux blancs, surtout vers la racine des poumons. Les différentes nuances de couleur qu'on voit à la surface, se remarquent aussi dans la substance, seulement le rouge y domine davantage. En la pressant, on en exprime quelques mucosités écumeuses.

La langue, la trachée artère et les bronches sont d'un gris-rose. Les glandes bronchiques teignent fortement, en noir, la main qui les écrase; quelques-unes ont le volume d'une fève.

Le cœur est d'un volume médiocre. Sa surface est couverte d'un peu de graisse sur le ventricule droit et sur les sillons qui le parcourent. *La membrane interne de toutes ses cavités est rosée, même sur les valvules qui sont moins transparentes qu'à l'ordinaire.*

L'épaisseur des parois du ventricule gauche est de quatre lignes à la base, augmente d'abord un peu, puis diminue jusqu'au sommet, où elle n'est plus que de deux lignes, y compris une ligne de graisse.

L'épaisseur des parois du ventricule droit est un peu moindre à la pointe, et de deux lignes seulement à la base.

La substance de cet organe est d'un rouge foncé; elle est assez difficile à déchirer.

L'artère pulmonaire est rouge, ainsi que ses divisions.

L'aorte est de la même couleur, jusqu'au diaphragme seulement; elle ne contient pas de sang.

Les veines caves sont légèrement violacées.

L'estomac est d'un gris-blanc piqueté de quelques points rouges.

Le duodénum a d'abord cette même couleur, ensuite il est transparent, ainsi que tout le reste des intestins, si l'on en excepte quatre à cinq pouces de la partie moyenne du jejunum, qui sont légèrement rosés à l'extérieur seulement.

L'épiploon est longuement étendu au devant de la masse intestinale jusqu'au fond du petit bassin.

Le foie est à sa surface d'une couleur fort inégale. Les deux tiers droits de son bord postérieur ont une couleur qui résulte d'un nombre à peu près égal de points d'un vert foncé; la face convexe et les deux tiers postérieurs de la face inférieure sont d'une couleur brune uniforme. Le tiers antérieur de la face concave est d'un vert-noir qui pénètre jusqu'à un quart de ligne dans la substance. Partout ailleurs, cette substance est d'un jaune-brun; elle cède facilement à l'attraction et à la pression; on ne remarque aucune différence dans les différens points de l'organe. A l'extrémité droite se trouvent dans cette substance des concrétions inégales, alongées, ressemblant assez, pour la forme, à de petits morceaux d'ipécacuanha.

La vésicule biliaire contient deux cuillerées de bile.

La rate a le volume de deux œufs de poule; sa membrane externe est unie, semi-transparente, piquetée, dans certains endroits, de points noirs assez rapprochés pour former des taches. Sa substance intérieure est d'une couleur lie de vin; elle est molle, et laisse facilement échapper, quand on la presse, un fluide de même couleur.

La membrane externe des reins est mince, transparente. Quand on les en dépouille, on voit que leur surface est piquetée de points rouges sur le gauche, violets sur le droit. La substance intérieure est de la même couleur, ce qui fait qu'elles sont peu distinctes.

La vessie est blanche. Le péritoine est blanc, mince, transparent, et ne contient pas de sérosité.

§ II. ARTÉRITE AIGUE.

(La maladie n'a pas été reconnue pendant la vie du malade.)

OBSERVATION VIII.

Phlegmon érysipélateux de l'avant-bras et du bras gauche. Fièvre vive avec délire. Sangsues à l'avant-bras. Tisane émétisée. Vésicatoire. Toniques à l'intérieur. *Mort. Rougeur inflammatoire de quelques points du système artériel.*

Laville (Jean), âgé de 78 ans, entre à l'Hôtel-Dieu le 6 juillet 1818, dans l'état suivant :

La main gauche est extrêmement rouge, gonflée, lisse, tendue, douloureuse. A partir de ce point, ces symptômes se prolongent, en diminuant, jusqu'à la partie moyenne du bras où ils finissent.

La langue est humide, couverte, à son centre, d'un enduit jaune fort épais; la soif est modérée; le pouls est fréquent, vif, développé, la face assez colorée. Il a du hoquet qui persiste, dit-il, depuis deux jours.

Circonstances commémoratives.

Il y a trois mois et demi qu'en marchant le soir, dans la rue, il rencontra un pavé saillant, et tomba en avant sur la paume des mains. De cette chute résultèrent une fracture de l'avant-bras gauche, qui fut pansée convenablement, une entorse du poignet droit et une contusion du genou gauche, qui guérirent par l'emploi des résolutifs.

Il y a environ un mois qu'il frotta son avant-bras avec de l'huile, pour le nettoyer. Des plaques d'épiderme très-étendues se détachèrent; la peau rougit, se gonfla, devint chaude et douloureuse. Le malade assure qu'il n'a pas ressenti de fièvre.

Il y a deux mois et demi, il eut des vertiges sans perte de connaissance, qui cédèrent à des sangsues appliquées à l'anus, et à des émétiques. Les mêmes accidens se renouvelèrent il y a six semaines, furent combattus par la saignée et l'émétique : ils cédèrent encore.

Vingt-cinq sangsues sur l'avant-bras ; tisane émétisée. Les sangsues fournissent beaucoup de sang.

Dans la nuit, il y a du délire.

Le 17 juillet, la main à laquelle n'ont été appliquées que trois ou quatre sangsues, conserva toute sa rougeur, sa chaleur, son gonflement et sa tension. Tous ces symptômes ont beaucoup diminué à l'avant-bras et au bras.

Vésicatoire à la partie inférieure du bras; tisane émétisée, valériane et petit lait.

Dans la nuit, il y a du délire marqué par des cris continuels et de l'agitaton. On est obligé de l'attacher.

Le 18 juillet, la rougeur de l'avant-bras est plus considérable; celle de la main est la même; sa tension a beaucoup diminué.

Le délire continue, mais il est devenu assez tranquille. Le pouls est petit, fréquent, assez difficile à déprimer. La face est peu altérée.

Dans la nuit, il y a beaucoup de délire.

Le 19 juillet, le pouls est assez large, mou, inégal, irrégulier, intermittent. Du reste, même état.

Même prescription, et, de plus, limonade vineuse.

Le soir, le pouls est plus petit, plus mou, assez égal et régulier, toujours fréquent. Le délire est plus tranquille : on a cessé de fixer le malade.

Le 20 juillet, la rougeur, le gonflement et la chaleur de l'avant-bras et de la main ont presque entièrement cessé. Le délire est tranquille; le pouls est régulier, petit, étroit et fréquent; la face est toujours rouge; la langue est humide, couverte de mucosités visqueuses, tenaces.

Serpentaire de Virginie 4 dragmes en décoction, valériane une once en infusion.

Dans la journée, il reconnaît à peine sa femme.

Le soir, le pouls est beaucoup plus fréquent; la respiration courte, fréquente, stertoreuse, la langue humide; la face toujours rouge. Le délire persiste. Il n'y a pas eu de selles depuis le 17 juillet. Depuis deux jours, les urines sont peu abondantes.

Décoction d'une once de *polygala-seneca*, dans une livre d'eau, huile de riccin 3 onces, à prendre par cuillerée.

Il meurt à huit heures et demie.

Nécroscopie. Le 22 juillet, trente-neuf heures après la mort.

Le tissu cellulaire est partout rempli d'une grande quantité de graisse.

Le tissu cellulaire du membre pectoral est infiltré de sérosité rougeâtre, et ne présente pas d'autre altération. Dans le lieu où existait le vésicatoire, le corps muqueux se détache facilement en le raclant, ce qui permet de voir les aréoles du chorion, dont quelques-unes ont près d'une ligne de diamètre. Les vaisseaux de ce membre sont rouges à leur surface interne, surtout dans leur portion brachiale.

Des raies violettes indiquent, sur presque toute la peau, le trajet des veines cutanées les plus superficielles.

Plusieurs cuillerées de sérosité rouge sont contenues dans l'arachnoïde cérébrale extérieure, ventriculaire et rachidienne. Cette membrane est lisse, mince et transparente.

La pie-mère est violacée, infiltrée de sérosité rouge et opaque. Elle se détache facilement de la substance cérébrale; cette substance est molle.

Le cœur est couvert de beaucoup de graisse. Les parois du ventricule gauche sont épaisses de huit lignes à la base, et de trois à la pointe. Celles du ventricule droit ont la moitié de cette épaisseur et *sont noires, ainsi que leur membrane interne. La membrane interne du ventricule gauche est rouge*, ainsi que ses fibres charnues. Les deux tiers gauches de la cloison commune aux deux ventricules *sont rouges*, le tiers droit *est noir*.

Le péricarde est violacé, et contient de la sérosité violacée.

La membrane interne du système artériel est d'un rouge vif dans l'artère pulmonaire, d'un rouge violet intense dans tout le reste de son étendue. Elle est facile à détacher de la membrane moyenne, elle contient presque partout des ossifications; son épaisseur est augmentée. Dans certains points, elle contient du sang; dans d'autres, elle est vide.

La membrane interne des veines est violette comme l'artère pulmonaire, aussi bien dans les endroits où elles sont vides que dans ceux où elles contiennent du sang.

Le tissu cellulaire qui entoure les veines est rouge jusqu'à une distance d'une ligne et demie.

La surface des poumons adhère à celle des côtes par un tissu cellulaire serré. Ces organes sont d'un violet noirâtre mêlé d'un peu de gris; ils sont mous et peu crépitans.

La couleur gris-blanc de la membrane muqueuse des voies

aériennes est presque entièrement effacée par une couleur violet-noirâtre, très-intense dans les bronches, un peu moindre dans la trachée artère et le larynx.

Le péritoine est lisse, mince, transparent; les intestins sont fortement distendus par des gaz. L'épiploon, logé entre le diaphragme et le foie, en a la couleur.

La membrane muqueuse du canal digestif présente quelques taches violettes dans l'œsophage; une tache semblable, de la largeur d'un écu de six francs, dans le grand cul-de-sac de l'estomac. Dans tout le reste de son étendue, elle est d'un gris-blanc.

Le foie est presque noir à sa surface, d'un rouge-brun dans son intérieur. Il est dense.

La vésicule biliaire contient un calcul ovalaire du volume d'une grosse aveline.

La rate est noire à sa surface, *d'une couleur lie de vin dans son intérieur;* elle est *molle* et presque *diffluente.*

Le rein droit est mou, facile à écraser, *d'un violet noirâtre*, mêlé d'un peu de brun.

Le rein gauche est aussi plus mou qu'il ne l'est ordinairement; il est d'un gris-jaunâtre nuancé de violet.

La vessie est d'un blanc légèrement nuancé de rose.

Observation IX.

Hernie inguinale oblique (externe) formée par le cœcum, l'extrémité crurale de l'iléon et le commencement du colon. Gangrène de l'intestin. Bain. Saignée. Taxis. Opération. Incision de l'escarre. Écoulement des matières fécales. Accroissement de la douleur abdominale. *Mort.* Pus à la surface des intestins. ***Rougeur des principaux vaisseaux.***

Saltel (Etienne), âgé de 55 ans, porteur à crochets et à charrette, entre à l'Hôtel-Dieu le 6 octobre, se plaignant de douleurs à la cuisse droite. Un élève, ne se contentant pas de cette déclaration, le visite, et trouve une tumeur du volume d'un œuf de dinde, s'étendant obliquement de l'orifice externe du canal inguinal jusqu'au fond de la bourse droite, assez dure, résistante et élastique, sans douleur, sans chaleur et sans changement de couleur à la peau. Le ventre est médiocrement douloureux.

Le pouls est étroit, fréquent, assez facilement dépressible; la peau chaude; la langue couverte d'un enduit jaunâtre. Il y a une soif vive, des renvois fréquens et de temps en temps des vomissemens.

Il y a environ dix ans que, sans cause connue, ce malade sentit au-devant de l'orifice externe du canal inguinal une petite tumeur indolente, sans chaleur et sans changement de couleur à la peau, disparaissant complètement par la pression ou seulement par le repos au lit, reparaissant au moindre effort ou seulement par la station. Du volume d'une noix, lorsque le malade s'en aperçut, elle conserva, constamment ce même volume, excepté dans quelques efforts plus violens qu'à l'ordinaire, où elle prenait le volume d'une noix et faisait éprouver des coliques. Quelques pressions suffisaient pour la faire rentrer; les coliques alors disparaissaient.

Le 4 octobre, à midi, en chargeant une commode sur sa charrette, il sentit cette tumeur s'accroître tout à coup, et éprouva sur-le-champ des coliques, des hoquets, des nausées, enfin des rapports, et, au bout de trois heures, des vomissemens. Il comprima sa tumeur, mais il ne put la faire rentrer. A dater de ce moment, les coliques et les nausées ne cessèrent pas; les rapports se répétèrent fréquemment. Il y eut plusieurs vomissemens de matières liquides d'un vert noirâtre, et pas de selles.

Bain d'une heure, vers le milieu duquel on pratique une saignée de quatre à cinq palettes; le taxis, pratiqué ensuite avec modération, ne produit aucun effet. Rien n'indique la rentrée dans l'abdomen de gaz ou d'une portion d'intestin.

Le malade, examiné pendant le taxis, paraît peu souffrir; interrogé, il répond qu'il est impossible que cela ne soit pas douloureux.

Le pouls perd, après la saignée, le développement et la fréquence qu'il avait acquis pendant la première demi-heure de son séjour au bain.

De cinq à sept heures du soir, les hoquets deviennent plus fréquens, et ont toujours l'odeur des matières stercorales.

A sept heures, M. Dupuytren fait à la peau qui recouvre la tumeur une incision, qui, commençant au-dessous de l'orifice externe du canal inguinal, se termine au milieu de la hauteur de la bourse droite. Il soulève ensuite avec des pinces, et divise avec précaution plusieurs feuillets fibreux, et, avec eux, diverses artérioles qu'il juge être celles du cordon testiculaire éparpillées au-devant de la hernie ; il en fait la ligature, ce qui n'empêche pas qu'il ne coule encore du sang en nappe. Enfin, il parvient au sac, l'incise. M. Dupuytren essuie la surface péritonéale de l'intestin hernié, attire un peu la portion de cet intestin encore caché au fond du scrotum, et reconnaît le cæcum à ses bosselures, à l'insertion du péritoine sur ses parties latérales et à l'appendice cæcal situé à son côté interne. Les deux tiers inférieur et externe de sa moitié la plus voisine de l'iléon sont convertis en une escarre d'un gris-blanc, tandis que le reste de l'intestin est d'un rouge vif. Cette portion grisâtre ne répand pas de sang quand on intéresse sa surface. M. Dupuytren prolonge l'incision de la peau jusqu'au bas du scrotum, et fend ensuite l'escarre de l'intestin dans toute sa longueur. On voit alors, mieux encore qu'à l'extérieur, la différence qui existe entre la couleur grise de l'escarre et le rouge vif du reste de l'intestin. Les matières fécales s'écoulent. M. Dupuytren porte le doigt jusqu'à l'anneau, ne trouve pas d'adhérence entre l'intestin et le sac, et débride, comme il le fait ordinairement, en glissant à plat sur le doigt indicateur gauche, entre le sac et l'intestin, un bistouri courbe dont il dirige en haut le tranchant convexe.

On fait le pansement, et immédiatement, après on pratique une saignée d'une palette et demie.

Pendant la nuit, les matières fécales s'écoulent avec facilité, et salissent successivement plusieurs draps ; cependant il y a plusieurs vomissemens et des rapports assez fréquens.

Le 7 octobre, au matin (douze heures après l'opération), le pouls est peu fréquent, plus développé, la peau médiocrement chaude, la face assez bonne, le ventre peu douloureux, les matières s'écoulent avec facilité.

Pendant la journée, il y a encore quelques rapports, et même un vomissement après avoir donné du bouillon au malade. Du reste, même état.

Le soir, même état que le matin (eau de Seltz).

Pendant la nuit, il n'y a pas de vomissement, mais quelques rapports et rarement des hoquets ; la langue est un peu sèche et rouge. Il dort un peu vers quatre heures du matin.

Le 8 octobre, au matin (trente-six heures après l'opération), l'escarre de l'intestin commence à se détacher, les matières s'écoulent bien. Du reste, même état. (Un peu de soupe.)

Il dort cependant une partie de la journée, et n'a pas de vomissement.

Le sommeil continue jusqu'à dix heures du soir. Pendant le reste de la nuit, il a quelques renvois, beaucoup plus rapprochés lorsqu'il vient de prendre du bouillon que dans tout autre moment. La langue est humide, couverte, dans son tiers moyen, d'un enduit jaune-blanc; le pouls est large, plein et développé; la peau est chaude.

A quatre heures du matin, l'expression de la face est bonne. Pendant plusieurs minutes passées près de lui, il n'a pas un seul renvoi. Du reste, même état.

A six heures du matin, même état.

Le 9 octobre, à deux heures de l'après-midi (soixante-sept heures après l'opération), il se plaint d'un sentiment d'oppression, qu'il rapporte à la région du sternum et de l'épigastre. Du reste, même état; le pouls est toujours large et développé.

A six heures et demie, ce sentiment d'oppression est beaucoup plus considérable (saignée, d'une palette).

A sept heures (trois jours après l'opération), la respiration est courte et fréquente; le pouls très-étroit, dépressible, fréquent, quelquefois insensible; l'expression de la face est fortement altérée; les extrémités sont froides, etc.

Il meurt à minuit.

Nécroscopie. Le 11 octobre, trente-quatre heures après la mort.

La hernie est formée par le cæcum, par une petite portion de la fin de l'iléon et autant du commencement du colon. Cette portion du canal intestinal est couverte, dans quelques points, d'une couenne jaunâtre, épaisse, fort adhérente.

Le sac ne diffère pas de ceux qui contiennent les hernies de l'intestin grêle; il existe aussi bien en arrière qu'en avant, il n'y a aucune adhérence à son collet, entre lui et l'intestin; mais une couenne jaunâtre l'unit, dans presque toute sa longueur, au tiers postérieur du cæcum.

Derrière le sac, on trouve le canal déférent et les vaisseaux spermatiques, au côté interne desquels passe l'artère épigastrique pour aller remonter sur la paroi antérieure de l'abdomen.

En dedans de cette artère existe un enfoncement capable de contenir une aveline, et qui était le principe d'une hernie crurale.

Du pus mouille la surface péritonéale des intestins et des parois de l'abdomen, et n'est épanché qu'en très-petite quantité dans les régions lombaires.

La membrane muqueuse du canal intestinal est légèrement injectée dans quelques points de l'estomac et de l'intestin grêle, un peu plus fortement dans la portion ascendante, d'un rouge-violet dans la portion qui faisait hernie, d'un gris-blanc dans le reste de son étendue.

La cavité du péricarde est entièrement effacée par des adhérences anciennes.

La membrane interne du ventricule gauche présente quelques plaques violacées. *L'aorte ne conserve sa couleur naturelle que dans quelques points qui forment des plaques d'un blanc jaunâtre au milieu de la teinte d'un rouge vif qu'elle présente*, surtout dans sa portion ascendante et vers sa courbure. Celle de *la veine cave est d'un rouge violacé peu intense.*

Les cavités des plèvres sont effacées par des adhérences celluleuses.

Observation X.

Ulcères vénériens au bas de la région lombaire, chez une femme en couches. Escarres aux régions des trochanters, s'étendant à presque toute la peau des fesses. Chute des escarres. Suppuration abondante. Frisson suivi de fièvre avec douleur épigastrique. Accouchement par le forceps. Défaut d'écoulement des lochies, sangsues répétées à la vulve; fumigations; sinapismes. Persistance de la fièvre; amertume de la bouche; enduit jaune de la langue. Ipécacuanha. Extension de la douleur à tout l'abdomen. Dyspnée sans toux. *Mort.* Huit cuillerées de sang dans le péritoine; autant dans chacune des deux plèvres. *Rougeur de la membrane interne du système circulatoire.*

La nommée Requinbel, âgée de 29 ans, eut en 1812 une blennorrhagie et des chancres qui parurent céder à un traitement anti-syphilitique incomplet. En mars 1818, des ulcères se manifestèrent au bas de la région lombaire. D'abord très-petits, ils s'accrurent peu à peu, et étaient accompagnés de douleurs dans les membres, plus vives la nuit que le jour. La marche devint impossible. De petites escarres se formèrent sur la région du grand trochanter, et sur le milieu de la fesse gauche. Ils s'accrurent peu à peu.

Entrée à l'Hôtel-Dieu : au bas de la région lombaire existent deux ulcérations arrondies, à bords coupés à pic, à fond grisâtre, dont la plus étendue égale un écu de trois francs.

Sur la région du grand trochanter droit existe une escarre dure, sèche, noirâtre. Une autre semblable existe au milieu de la fesse gauche.

Cette femme est enceinte.

Traitement anti-syphilitique.

Les ulcères prennent un meilleur aspect, se rétrécissent et se cicatrisent promptement. Les escarres s'élargissent, tombent et laissent des ulcérations profondes dont le fond est formé par les muscles.

Jusqu'au 3 août, les ulcérations s'élargissent et fournissent une suppuration sanieuse très-abondante ; l'appétit se perd ; les mouvemens musculaires deviennent de plus en plus difficiles; les membres s'infiltrent.

Le 3 août, elle a quelques douleurs intermittentes dans la région hypogastrique.

Le 5 août, à huit heures du matin, elle est prise d'un grand frisson sans tremblement, qui commence par le dos, devient ensuite général, et fait place, au bout d'une heure, à de la chaleur et à une sueur abondante.

Pendant le reste de la journée du 5 août et toute celle du 6, la langue est un peu rouge à sa pointe, blanchâtre à son centre; le pouls est un peu fréquent, la peau chaude, la soif assez modérée.

Le 7 août, à huit heures du matin, il y a un frisson violent avec tremblement, qui commence par le dos, s'étend bientôt au reste du corps, dure pendant une heure et demie, et fait place à de la chaleur et à une sueur abondante.

Les douleurs intermittentes dans la région hypogastrique continuent.

A cinq heures du soir, nouveau frisson qui dure une heure, lequel est suivi de chaleur et de sueur.

A sept heures, le pouls est fréquent, plein, peu développé ; la peau est chaude et couverte de sueur ; la face est rouge; l'abdomen n'est pas douloureux à la pression ; les petites douleurs pour accoucher continuent, ainsi que le sentiment d'engourdissement des jambes ; la soif vive ; l'épigastre est douloureux à la pression dans une assez grande étendue. La malade se plaint de douleurs derrière le sternum, avec sentiment d'ardeur dans cette même région du thorax ; la langue est rouge, humide, couverte, à son centre, d'un enduit jaune. Il n'y a ni toux ni dyspnée bien marquée.

(Petit lait, eau de gomme.)

Les 8, 9 et 10 août, ces accidens diminuent d'une manière graduée. Les plaies sont toujours dans le même état.

Le 11 août, huile de riccin, deux onces. Les évacuations alvines étaient suspendues depuis cinq jours.

De trois à sept heures du soir, les douleurs hypogastriques deviennent plus fortes et plus fréquentes.

A sept heures, la poche des eaux est à la vulve ; la tête de l'enfant, abandonnée par le col de la matrice, est descendue dans le petit bassin. Peu de temps après, la poche des eaux s'ouvre, et presque aussitôt la malade est prise d'un frisson avec tremblement ; les douleurs se ralentissent.

De sept à dix heures, la tête descend un peu, de manière à porter faiblement sur le périnée, dans le moment des douleurs.

De dix à onze heures, les douleurs sont rares et courtes ; il n'y a aucun progrès dans le travail.

Le forceps, appliqué, termine sur-le-champ l'accouchement. La matrice se resserre ; quelques tractions modérées sur le cordon amènent le placenta.

Il y a des évacuations alvines abondantes.

De onze heures du soir à deux heures du matin, les lochies ne coulent pas ; la douleur épigastrique reparaît avec plus d'intensité, augmente par la pression et par les inspirations un peu fortes. Il s'y joint de la dyspnée et des lipothymies. Le pouls est fréquent, serré ; la langue est rouge et sèche, la peau chaude.

On s'assure par le toucher qu'il n'existe pas de perte interne ; 25 sangsues sont appliquées à la vulve.

Presque immédiatement après leur application, les lochies coulent un peu ; les symptômes indiqués diminuent. Au bout de quatre heures, les lochies se suppriment.

Le 12 août, à six heures du matin, le sentiment de suffocation est un peu plus grand qu'après l'application des sangsues ;

l'épigastre est toujours douloureux, la langue est rouge, un peu sèche; le pouls fréquent, vif et dur; la peau chaude et halitueuse.

A huit heures, même état.

Saignée de deux palettes sur-le-champ; vingt sangsues à la vulve, dans la journée.

Après la saignée, les symptômes diminuent, le pouls prend un très-grand développement.

Vers le milieu de la journée les sangsues prescrites sont appliquées : les lochies ne coulent pas.

Le soir, la bouche est mauvaise, amère; la langue rouge et humide sur plusieurs points, couverte d'un enduit jaunâtre dans d'autres : du reste, même état.

Ipécacuanha pour le lendemain matin, si l'état de la malade ne change pas. Elle dort pendant la nuit.

Le 13 août, au matin, même état. L'ipécacuanha prescrit la veille est administré.

A huit heures, il n'y a pas eu de vomissement, mais seulement quelques nausées : du reste, même état.

Bains de vapeur, sinapismes aux cuisses à laisser appliquées pendant trois heures, et à répéter trois fois dans la journée.

Les sinapismes déterminent une rubéfaction égale aux deux membres abdominaux, mais au gauche ils déterminent des douleurs vives, tandis qu'au droit ils ne causent aucune sensation. On s'assure, par le pincement de la peau, que ce dernier a perdu toute sa sensibilité; il a aussi perdu toute sa motilité.

Pendant toute la journée, le pouls est étroit, petit, fréquent; la peau chaude, la langue assez sèche, couverte d'un enduit jaunâtre et épais à son centre, blanchâtre à sa circonférence. La douleur et le sentiment d'oppression rapportés à l'épigastre et derrière le sternum continuent; la soif est vive, mais les boissons augmentent la suffocation. Un suintement sanguinolent a lieu par la vulve, dans le milieu de la journée.

Le soir, nouveaux sinapismes.

A sept heures du soir, la malade est prise d'un frisson avec tremblement qui dure pendant une demi-heure, et après lequel la douleur, jusque-là bornée à l'épigastre, s'étend au côté droit de l'abdomen ; la crainte de la suffocation devient extrême ; il s'y joint des lipothymies.

Le chirurgien de garde, appelé à onze heures, fait appliquer huit sangsues à la vulve et prescrit un lavement purgatif qui détermine une selle. Les sinapismes sont laissés jusqu'à quatre heures du matin.

Le 14 août, le pouls, toujours fréquent, est encore plus petit, plus faible que le 13 ; la douleur s'étend à tout l'abdomen. Il n'y a plus eu d'évacuations d'urine ; tous les autres symptômes généraux sont les mêmes.

Les plaies suppurent un peu, mais ont un très-mauvais aspect.

Infusion de matricaire ; 15 sangsues à appliquer à la vulve en quatre fois ; bain de vapeur après chaque application.

Dans la journée, la malade se plaint d'envies de vomir, qu'elle attribue à la matricaire. Elle fait, en effet, après en avoir pris, des efforts de vomissement : du reste, même état. Elle va une fois à la selle, mais n'urine pas.

Le soir, le pouls est fréquent, très-petit; la respiration très-pénible, les extrémités froides.

Elle meurt à onze heures.

Nécroscopie. Le 16 août, vingt-quatre heures après la mort.

La putréfaction commence à se manifester; le tissu cellulaire sous-cutané est infiltré de gaz, et donne de la crépitation, soit sous le tranchant du scalpel, soit lorsqu'on presse la peau avant de l'avoir divisée.

L'ulcère situé à la région du grand trochanter droit a la largeur de la main ; ses bords sont coupés à pic ; son fond est formé par la face externe du grand trochanter et par la portion externe du triceps. La portion du muscle grand fessier qui recouvrait ces parties n'existe plus.

L'ulcération située à la fesse gauche est large comme les deux mains réunies ; ses bords sont coupés à pic et décollés; son fond est formé par presque toute la face externe du muscle grand fessier.

La matrice présente, à son fond et dans le tiers supérieur environ de son corps, une couleur gris rouge piquetée de violet. Dans toute cette étendue, elle est parsemée de mamelons violets saillans d'une à deux lignes. Dans le reste de son étendue, elle est d'un gris blanc.

Ses parois sont épaisses de dix-huit lignes au milieu de sa hauteur, de onze lignes à son fond et à son col.

Le vagin ne présente aucune lésion.

Le péritoine contient huit cuillerées de sang liquide mêlé de sérosité. Cette membrane est lisse, mince, transparente.

La membrane muqueuse du canal alimentaire est blanche à la bouche, violacée à l'œsophage; d'ún gris blanc nuancé de jaune dans l'estomac et une partie des intestins grêles; d'un gris-blanc dans le reste de son étendue.

Le foie est d'un brun livide; ses membranes, soulevées par de l'air, se détachent facilement de sa substance; sa substance est molle, et présente une structure aréolaire très-analogue à celle de la rate privée d'une partie de la matière molle qu'elle contient. Seulement les aréoles de la rate sont plus grandes.

La rate est noire, molle, facile à déchirer et à écraser.

Les reins sont d'un brun livide beaucoup moins foncé que le foie. Ils présentent, comme cet organe, mais d'une manière beaucoup moins marquée, la structure aréolaire. On n'en peut distinguer les deux substances.

La vessie est blanche et vide.

Les deux plèvres contiennent chacune sept cuillerées de sang liquide mêlé de sérosité : la gauche est effacée dans sa moitié postérieure par des adhérences anciennes; sa moitié antérieure et la droite tout entière sont lisses, minces et transparentes. On voit dans le tissu cellulaire situé sous elles quelques vaisseaux capillaires injectés.

Les poumons, d'un gris rosé en avant, violacés en arrière, sont mous, crépitans, surtout le gauche.

La membrane muqueuse des voies aériennes est d'un gris-blanc.

Le péricarde ne contient pas de liquide; son feuillet séreux est lisse et transparent.

Le cœur est couvert d'une médiocre quantité de graisse. Les parois de son ventricule gauche sont épaisses de six lignes près de la base et de quatre à la pointe. Celles de son ventricule droit sont d'un tiers moins épaisses.

La membrane interne des veines est violacée ; celle des artères est d'un rouge foncé dans le tiers supérieur de l'aorte, d'un gris verdâtre dans son tiers moyen, d'un rouge vif dans son tiers inférieur. Dans les divisions de cette artère, la rougeur diminue peu à peu ; cependant elle est encore très-distincte aux artères pédieuses et radiales. La membrane interne s'enlève avec assez de facilité.

L'arachnoïde ne contient de sérosité dans aucune de ses portions. Elle présente une teinte rosée dans les ventricules. La pie-mère, médiocrement injectée, se détache avec facilité de la la surface du cerveau et de la molle épinière. Cette dernière partie de la masse encéphalique ne présente aucune altération, non plus que les plexus sciatiques.

Observation XI.

Ulcère cancéreux du dos de la main. Amputation de l'avant-bras. Fièvre avec sécheresse et couleur brune de la langue. Tisane vineuse. Érysipèle au bras. Délire. Saignée de pied. *Mort.* — Sang dans les intestins. *Rougeur de la membrane interne de tout le système sanguin.*

Miard (Claude), âgé de 60 ans, marié, assura que, il y a 15 mois seulement, il vit paraître au dos de la main droite, sur le trajet du tendon du muscle extenseur de l'index, une verrue qui acquit, en six semaines, le volume d'une noisette. Arrivée à ce volume, elle fut enlevée en entier par le fer d'un cheval dont il tenait le pied. De là résulta une petite ulcération, qui se couvrit d'une croûte dure épaisse sous laquelle l'ulcération s'accrut peu à peu. A la fin de décembre 1817, il s'adressa à une femme qui, dit-il, appliqua sur son ulcère, large alors comme une pièce de cinq francs, une emplâtre, qui tomba au bout de huit jours avec l'escarre qu'il avait produite. La plaie parut prendre un meilleur aspect, mais bientôt elle recommença à s'accroître. En février 1818, il consulta un chirurgien, qui lui conseilla d'exposer chaque jour, pendant un quart d'heure, sa main à la vapeur du soufre. Il le fit pendant six semaines. Le mal continua à faire des progrès.

Il entre à l'Hôtel-Dieu le 2 octobre 1818, dans l'état suivant : presque tout le dos de la main est occupé par un ulcère profond, inégal, grenu, grisâtre, à bords élevés, durs et violacés, dont un prolongement s'avance jusqu'au muscle court fléchisseur du pouce. Cet ulcère fait éprouver au malade des douleurs lancinantes, et fournit une sanie extrêmement fétide.

Le 4 octobre 1818, l'amputation de l'avant-bras est pratiquée à la manière ordinaire. Les bords de la plaie sont rapprochés immédiatement d'arrière en avant; dans un des angles qui en résultent sont placés les ligatures laissées entières. Le malade est reporté à son lit.

L'ulcère examiné présente d'abord une couche superficielle d'un gris sale, grenue, molle, facile à détacher. Sous cette première couche, on trouve des fibres implantées perpendiculairement dans la peau, comme les fils de velours le sont dans son tissu; ces fibres sont blanches, longues de deux à huit lignes, d'apparence et de résistance tendineuses, partant presque toutes du chorion, auquel cependant elles n'adhèrent en général que faiblement. Quelques-unes naissent du tiers inférieur du second métacarpien, dont la surface reste à nu et comme érodée lorsque ces fibres perpendiculaires en sont détachées. Les tendons ne sont pas altérés.

Dans la journée, il dort un peu, mais se réveille bientôt en sursaut.

Le soir, le moignon est agité de mouvemens spasmodiques, desquels résulte un petit écoulement de sang qui s'arrête spontanément.

(Potion calmante.) Dans la nuit, il y a du sommeil.

Du 5 au 7 octobre inclusivement, le pouls est fréquent, la peau chaude, la soif vive; la langue rouge et sèche; les selles sont suspendues.

Dans la nuit du 7 au 8 octobre, la langue est un peu brune et sèche dans son centre; le pouls est plein, médiocrement fréquent, la peau chaude et sèche, l'épigastre un peu douloureux. Il a des vomissemens.

Le 8 octobre au matin, même état. Tisane vineuse.

A quatre heures du soir, la langue est humide, couverte d'un enduit blanchâtre très-épais. Le malade est tout-à-fait découragé. (On ranime son espoir, et on commence à administrer la tisane vineuse. Il dit s'en trouver bien.)

A sept heures du soir, le pouls est large, médiocrement fréquent (72 puls. par minute); la peau chaude; la langue humide, brunâtre à son centre.

Le 9 octobre, même état.

Dans la nuit du 9 au 10 octobre, la face est rouge; la langue grisâtre, sèche; la soif vive; la peau sèche et chaude; la respiration assez fréquente; le pouls plein, vif, fréquent, développé sans être large. L'abdomen ne paraît pas douloureux, même à la pression.

Le 10 octobre, à la visite du matin, même état. (Quart de portion.)

Dans la journée, on découvre que le tiers moyen du côté interne du bras gauche est tuméfié, rouge, chaud et douloureux.

L'état général reste absolument le même jusqu'au 11 octobre, au soir. L'érysipèle s'accroît et s'étend à presque toute la moitié interne du bras gauche. (Vésicatoire sur l'érysipèle.)

Le 12 octobre, au matin, l'érysipèle est moindre.

Les conjonctives sont plus injectées, la face plus rouge; le pouls large et mou, un peu plus fréquent; la peau sudorale; la respiration courte et fréquente; la langue toujours brunâtre et sèche dans son tiers moyen, grisâtre et humide dans ses deux tiers latéraux. Il y a du délire.

Saignée du pied, d'une palette et demie. (Diète.)

A quatre heures de l'après-midi, le pouls est plus étroit, aussi mou, plus fréquent (116 puls.); la langue, le pouls et les conjonctives sont dans le même état. Le délire continue.

A deux heures du matin, il dort. La respiration est fréquente, courte et bruyante; la face est rouge et couverte de sueur.

Le 13 octobre, l'érysipèle est un peu diminué. Du reste, même état.

A neuf heures du soir, il dort.

Le 14 octobre, à 3 heures et demie du matin, le pouls est plein, dur, vif, médiocrement développé, fréquent (100 puls.); la face est rouge et couverte de sueur; la peau est moite dans le reste de son étendue, et fait sentir au doigt une chaleur bien plus forte et bien plus âcre qu'on ne la trouve ordinairement avec la moiteur; la respiration est courte, très-fréquente et un peu bruyante; la langue est sèche et brune, les conjonctives sont toujours injectées. Il se plaint de n'avoir pas uriné depuis vingt-quatre heures. La région hypogastrique est tendue. Il urine peu de temps après.

A la visite du matin, mêmes symptômes, si l'on en excepte la tension de la région hypogastrique. Il ne répond pas aux questions qu'on lui fait, seulement il montre sa langue quand on la lui demande.

Pendant la journée, il est presque continuellement assoupi.

Le 15 octobre, à une heure du matin, le pouls est plein, dur, très-fréquent (148 puls.), médiocrement développé; la respiration courte et fréquente (37 insp. par minute). L'abdomen est tendu, dur, surtout dans la région ombilicale. La peau, quoique moite, donne le sentiment d'une chaleur âcre. Les pupiles ne sont pas dilatées. Depuis plusieurs jours, il n'a pas été à la selle.

Il meurt à dix heures du matin.

Nécroscopie. Le 16 octobre, vingt-six heures après la mort.

Moignon. — Une seule ligature est encore adhérente. Les vaisseaux que les autres ligatures ont abandonnés, ne sont pas cicatrisés. Leur extrémité coupée est froncée, et retient un caillot assez dur, adhérent aux parois, qui était le seul obstacle à l'hémorrhagie. Un petit foyer purulent existe dans l'épaisseur des muscles. Du reste, tout y est en bon état. La membrane médullaire des deux os et la moelle elle-même ne présentent aucune altération.

Bras gauche. — Le tissu cellulaire, situé sous la peau de la moitié interne, est infiltré de pus.

Intestins. — Ils sont remplis de sang noir, putréfié, répandant une odeur extrêmement fétide, liquide, si l'on en excepte quelques caillots dans les intestins grêles, où l'on n'y voit pas de mélange uni à des matières solides qu'il colore. Partout la membrane muqueuse est blanche.

L'aorte ne contient pas de sang. Elle *présente sur un fond rouge, des plaques et des bandes d'un rouge violacé très-intense. Cette rougeur ne s'étend pas loin dans ses divisions.*

La membrane interne des principales veines est d'un rouge violacé.

Les ventricules latéraux de l'encéphale contiennent une demi-cuillerée de sérosité rouge.

Observation XII.

Large plaie à la jambe gauche. Emploi des émolliens, des excitans, des caustiques. Diarrhée. Rétrécissement de l'ulcère. Astringens à l'intérieur. Diminution de la diarrhée. Érysipèle phlegmoneux à la cuisse droite et à l'épaule. État fébrile avec prostration des forces. Vésicatoire sur le milieu de l'érysipèle. Limonade vineuse. *Mort. — Rougeur partielle de l'aorte. Sérosité en petite quantité dans l'arachnoïde.*

Bertrand (Hubert), âgé de 53 ans, charron, eut, il y a cinq ans environ, la jambe fortement serrée entre deux pièces de bois. Il continua à travailler; des ecchymoses et du gonflement se manifestèrent. Enfin, il se décida à garder le repos au lit, et appliqua des résolutifs. Les accidens diminuèrent : avant d'être guéri, il reprit son travail. De petites ulcérations parurent, s'étendirent et se réunirent en une seule. Plusieurs fois, il entra dans des hôpitaux : on lui faisait alors garder le lit, et on le pansait avec soin. Les ulcérations diminuèrent ou même se cicatrisèrent complètement; mais bientôt elles revenaient à leur étendue première, lorsqu'il reprenait son travail.

Entré à l'Hôtel-Dieu le 28 mai 1817. Presque toute la peau de la jambe gauche est détruite, si l'on en excepte quelques plaques, et ne présente qu'un vaste ulcère dont le fond est brun, et fournit une sérosité sanguinolente, tandis que ses bords sont durs, rouges, inextensibles, très-élevés au-dessus de la surface de la plaie; leur compression ne détermine pas de douleur. La peau, qui persiste dans quelques points isolés, est dans le même état que les bords.

Cérat, cataplasmes émolliens, bandage compressif.

Les bords s'amollissent et se rapprochent un peu; le fond de la plaie conserve le même aspect, et bientôt tout est stationnaire.

Digestif animé, poudre de quinquina. Ces topiques ne produisent pas un changement marqué dans l'état de l'ulcère. Application d'un mélange de 99 parties de mercure doux et d'une partie d'oxide blanc d'arsenic.

L'escarre superficielle qui en résulte se détache bientôt, l'ulcère prend pendant quelque temps une marche plus favorable; mais bientôt elle reste de nouveau stationnaire.

On décide à y appliquer le cautère actuel.

L'escarre se détache au bout de quelques jours, des bourgeons charnus se développent et prennent un bon aspect. La plaie se rétrécit avec rapidité d'abord, plus lentement ensuite.

Au commencement de mars, il se plaint d'une diarrhée, qui dure depuis plusieurs jours avec intensité.

Pilules composées de quinquina, et d'opium.

La diarrhée diminue, mais non complètement. Elle existait encore à un léger degré le 28 avril ; l'ulcère n'a plus alors que l'étendue de deux écus de six francs ; il est d'un bel aspect, et fournit un pus d'une bonne nature.

Dans la journée du 28 avril, il y a quelques petits frissons suivis de chaleur avec fréquence du pouls.

Le 29, la langue est rouge et sèche, la soif modérée ; l'abdomen non douloureux ; la peau chaude et sèche ; les mouvemens musculaires difficiles.

La surface de l'ulcère est brune, et ne fournit que de la sérosité.

(Limonade vineuse.)

Le 30 le pouls est médiocrement fréquent, très-petit, irrégulier ; la face est pâle et amaigrie ; les mouvemens musculaires sont plus difficiles ; l'état de la langue et de la peau est le même.

Le tiers moyen du côté externe de la cuisse droite est gonflé, rouge, chaud, douloureux. La rougeur disparaît par l'application du doigt, mais reparaît bientôt ; la peau qui recouvre le moignon de l'épaule gauche est dans le même état.

(Même prescription.)

Le 1er mai, le gonflement, la rougeur, la chaleur et la tension de la cuisse et de l'épaule ont augmenté ; leur surface est lisse et luisante.

Vésicatoire sur le côté externe de la cuisse droite.

La langue est rouge, sans être très-sèche ; la soif est vive ; le pouls est insensible, la peau froide, surtout sur les extrémités, les facultés intellectuelles sont entières.

Il meurt, sans agonie, à neuf heures du matin.

Nécroscopie. Le 2 mai, vingt-huit heures après la mort.

A la partie externe de la moitié supérieure de la cuisse droite, l'épiderme est détaché dans une étendue quadruple de celle de la main ; la surface de la peau est violacée, offre une multitude de petits enfoncemens correspondans à ceux que l'on remarque sur la peau non dépouillée d'épiderme.

Tout le tissu cellulaire du membre est infiltré d'une sérosité trouble d'une odeur aigre. Les muscles sont pâles, si l'on en excepte une portion qui contient un assez grand nombre de stries sanguines.

Le moignon de l'épaule gauche est dans le même état que la moitié supérieure de la cuisse droite.

A la jambe gauche, on ne retrouve la peau avec tous ses caractères que dans la partie supérieure de ce membre et sur le pied. Ce tissu manque entièrement à la partie moyenne et externe de la jambe où existe un tissu rouge, mou, grenu, un peu plus inégal que la surface des membranes muqueuses, adhérent à l'aponévrose jambière. Partout ailleurs, on trouve un tissu dur, dense, comme fibreux, très-résistant, épais d'une ligne, séparé des muscles par une couche mince de tissu cellulaire. La surface extérieure de ce tissu est très-légèrement grenue, presque lisse, comme l'est le corps muqueux dans les autres parties. Cette surface est tapissée par un épiderme épais, inégale, facile à détacher.

Les muscles sont formés d'un mélange de fibrine et de graisse; ils sont d'un jaune rougeâtre, tandis que ceux de la cuisse, du même côté, sont rouges.

A la face supérieure du pied, immédiatement derrière le troisième orteil, existe une ouverture qui conduit à un petit foyer, dont les parois noirâtres sont formées supérieurement par la peau, et inférieurement par le tissu cellulaire qui entoure les tendons des extenseurs du troisième orteil.

Quelques végétations existent à la face externe du tibia. Cet os et le péroné sont gonflés dans toute leur étendue.

Le cœur est d'un volume médiocre ; il est rempli de sang, ainsi que les principaux vaisseaux. Sa surface extérieure n'est couverte que d'une petite quantité de graisse. Les parois du ventricule droit sont épaisses de deux lignes à la base, et d'une ligne tout au plus à la pointe. Les parois du ventricule gauche sont épaisses de quatre lignes à sa base, et d'une ligne et demie à la pointe; sa substance est rouge et résiste bien à la pression et à l'attraction.

Sa membrane interne est blanche.

L'aorte est rouge dans son quart postérieur jusqu'a la hauteur du diaphragme, tout le reste des vaisseaux profonds est blanc.

Les plèvres sont en partie effacées par des adhérences anciennes, en partie libres; elles ne contiennent que peu de sérosité.

Les poumons sont mous, assez crépitans. Leur surface extérieure est d'un rosé mêlé de noir; sur le fond se dessinent des lignes noires qui, en se réunissant, forment des polygones irréguliers, aux angles desquels se trouvent de petites taches de la même couleur. La surface intérieure est d'un gris-rouge; elle est élastique, et résiste beaucoup à la traction et à la pression. En comprimant, on fait sortir des ramifications bronchiques un liquide blanc épais, homogène, de la consistance de la crême. Ces canaux sont rouges à leur surface interne; des ramifications bronchiques les plus fines sort de la mucosité écumeuses.

Le larynx est blanc; la trachée-artère est légèrement rosée à sa surface interne; les bronches et leurs premières divisions sont un peu plus rouges que la trachée.

La membrane muqueuse du pharynx est légèrement rouge. Celle de l'œsophage, de l'estomac et de tous les intestins est d'un gris-blanc, si l'on excepte deux pieds environ de la partie moyenne du jejunum, qui contiennent une matière chimeuse d'un rouge bien léger, et qui sont surtout de la même couleur.

Le foie est assez volumineux; la couleur de sa surface externe se compose d'un nombre à peu près égal de points jaunes et de points bruns.

La substance intérieure est plus foncée que la surface; elle résiste médiocrement à la traction et à la pression.

La rate est du volume du poing; sa membrane externe présente un assez grand nombre de taches blanches et opaques; partout ailleurs, elle est lisse et transparente. Le tissu de cet organe est mou, diffluent, cède facilement à la pression, et laisse échapper un fluide épais couleur de lie de vin.

La surface externe des reins, dépouillée de sa membrane extérieure est d'un gris jaunâtre piqueté de rouge. La substance corticale est d'une teinte un peu plus foncée, mais moins que celle de la substance tubuleuse. Ces deux substances sont fermes, et résistent beaucoup à la pression.

La vessie est blanche. — Une petite quantité de sérosité limpide est contenue dans l'archnoïde crânienne, ventriculaire et rachidienne; cette membrane est lisse, mince, transparente. La pie-mère est médiocrement injectée : elle se détache avec facilité du cerveau. La substance cérébrale est médiocrement consistante; sa surface est d'un gris uniforme; sa substance, blanche, ne présente pas plus de vaisseaux dans un point que dans un autre.

§ III. ARTÉRITE AIGUE,

TERMINÉE PAR SUPPURATION.

OBSERVATION XIII.

Carcinôme de la paroi inférieure des fosses nasales, de toutes les parties molles du nez; d'une partie de la lèvre supérieure et de l'apophyse palatine des os maxillaires supérieurs. Amputation. Érysipèle peu intense de la face. Fièvre vive, et vers la fin, dyspnée. *Mort. — Rougeur très-foncée de l'aorte, et de toutes ses divisions; des cavités du cœur, de ses valvules et des veines.* Fausse membrane assez mince sur le poumon droit. Sérosité brune purulente dans la plèvre droite. Rougeur de cette membrane en arrière. Engorgement sanguin de la base du poumon droit. Tubercules au sommet de tous deux. Plaque brune et injection forte du grand cul-de-sac de l'estomac. Rougeur foncée du cœcum et du commencement du colon.

Vastel (Michel-Raphaël), âgé de 68 ans, cordonnier, entra à l'Hôtel-Dieu le 23 avril 1818, dans l'état suivant:

Le lobe du nez, ses cartilages et la peau qui les recouvre sont gonflés, épaissis, durs, d'un rouge terne, surtout à gauche. Le lobe du nez est garni de croûte à son extrémité; il retombe sur la lèvre supérieure. Les deux tiers extérieurs de la cloison cartilagineuse des fosses nasales sont détruits.

De tout le plancher de ces fosses nasales s'élèvent des fongosités grisâtres inégales, dures, ne fournissant jamais de sang. La portion du bord alvéolaire supérieur comprise entre les deux dents canines est épaissie, ramollie, et laisse vaciller très-fortement les deux dents incisives moyennes. L'incisive latérale droite est un peu moins ébranlée; la latérale gauche est tombée depuis long-temps. De la face antérieure de cette portion du bord alvéolaire naît une tumeur arrondie du volume d'une petite noix, à base large, dure, inégale, non douloureuse, recouverte, en arrière, par la membrane muqueuse de la bouche; en avant, par la peau dégénérée de la partie moyenne de la lèvre supérieure.

Une fongosité dépendante de cette tumeur est à nu immédiatement au-dessous de la narine gauche, et se continue avec les fongosités des fosses nasales.

Derrière le bord alvéolaire, à l'orifice commun des deux conduits palatins antérieurs, existe une tumeur du volume et de la forme d'une aveline, d'une dureté moindre que celle des os, indolente, si ce n'est pendant la mastication. Le reste de la voûte palatine et la portion des bords alvéolaires qui se trouve au-delà des dents canines paraissent conserver leur forme et leur dureté ordinaires.

Les douleurs se bornent à de légers picotemens intermittens et très-supportables.

Circonstances commémoratives.

Il y a cinq ou six ans que ce malade arracha les poils qui garnissaient l'ouverture antérieure de la fosse nasale gauche à sa partie interne. Il s'y forma une croûte qu'il arracha ensuite plusieurs fois par jour. Au bout de trois ans, l'arrachement de ces croûtes devint impossible, à cause de la douleur qu'il causait; le malade s'en abstint. A cette même époque, il remarqua que le point sur lequel elles se formaient devenait saillant. Cette saillie augmenta chaque jour; sa surface devint inégale. Le gonflement et l'endurcissement des parties molles du nez commencèrent.

Un chirurgien conseilla des lotions avec l'eau de pavot; elles furent continuées pendant un an.

La tumeur commença à s'accroître, et fit enfin une saillie considérable à travers la narine. Elle était alors, dit le malade, dure, noire, indolente, saignait de temps en temps au moindre contact, et pouvait être repoussée dans la fosse nasale.

Une ligature fut appliquée, et coupa en trois jours les parties qu'elle avait embrassées. Ce qui tomba égalait le volume du doigt medius.

Les narines parurent ensuite, au malade, aussi libres que dans l'état naturel. Quinze jours après, il eut à la face un érysipèle qui dura trois semaines. Du vingt au vingt-cinquième jour, depuis la ligature, il vit de nouveau des fongosités nées de la partie inférieure interne de chaque fosse nasale, faire saillie à travers leurs ouvertures. L'érysipèle était alors dans toute sa force; il cessa quinze jours après.

De nombreuses excisions furent faites. Un caustique liquide fut appliqué, dit le malade, à plus de trente reprises différentes.

Six mois environ après la ligature, la dent incisive latérale gauche commença à s'ébranler; les fongosités avaient acquis un volume considérable, et donnaient quelques douleurs lancinantes.

On en fit l'excision, et on emporta en même temps la partie antérieure de la cloison du nez à laquelle elles adhéraient. Les différentes portions fongueuses enlevées cette fois égalaient, dit le malade, le volume d'un œuf de poule.

Les douleurs cessèrent; le malade crut encore une fois être guéri. Huit jours environ après, de nouveaux picotemens se firent sentir, et de nouvelles fongosités dures s'élevèrent du plancher des fosses nasales. Chaque jour quelqu'une de ces fongosités était arrachée, chaque jour il en naissait de nouvelles. Vers le 15 mars, le malade remarqua, à la partie antérieure de la voûte palatine, une petite tumeur arrondie, moins dure que le reste du palais, indolente, excepté pendant la mastication. Le rebord alvéolaire était gonflé, les deux dents incisives moyennes étaient vacillantes. Dès-lors on se contenta de faire des lotions avec de l'eau fraîche. Le mal continua à s'accroître jusqu'à l'entrée du malade à l'Hôtel-Dieu.

M. Dupuytren agita à sa clinique la question suivante :

Quelle était la nature de cette affection?

C'était évidemment une affection cancéreuse qui, des parties molles primitivement affectées, s'était étendue aux os, qui n'avait jamais cessé de s'accroître, et qui infailliblement entraînerait la perte du malade si on l'abandonnait à elle-même.

Fallait-il livrer ainsi le malade à une mort certaine, ou fallait-il tenter quelque moyen pour le sauver? Nul doute que l'on ne dût s'arrêter à ce dernier parti, pourvu que les dangers, les douleurs et les inconvéniens du moyen à employer ne fussent pas plus grands que ceux de la maladie.

Il examina ce qu'il fallait faire, et résolut la question proposée. Il fallait emporter toutes les parties molles du nez, la moitié antérieure de la voute palatine, et réséquer les parties de la cloison des fosses nasales qui pourraient être malades. Les dangers de cette opération en elle-même pouvaient tenir à ces accidens primitifs, tels que l'écoulement du sang et la douleur. L'écoulement du sang pourrait toujours être arrêté, soit par la ligature, soit par la cautérisation des vaisseaux qui le fourniraient. La douleur, quelque vive qu'elle fût, ne serait pas plus considérable que celle de beaucoup d'autres opérations que l'on pratique tous les jours ; et d'ailleurs, elle ne pourrait être plus forte que celles avec lesquelles le malade serait entraîné au tombeau, si la maladie était abandonnée à elle-même.

D'autres dangers pouvaient résulter d'accidens secondaires, tels que des hémorrhagies consécutives, l'extension de l'inflammation de la plaie à toute la face et des abcès dans cette partie, enfin l'inflammation de quelque organe intérieure.

Ces dangers étaient grands sans doute ; cependant, en supposant que quelqu'un de ces accidens arrivât, il était probable qu'il pourrait être combattu. D'ailleurs, quel danger pouvait égaler celui d'une mort certaine par l'extension de la maladie.

Quant à la gêne et à la difformité, elles dépendraient nécessairement de l'enlèvement des parties molles et de celui d'une portion de la voûte palatine du nez.

Cette gêne, cette difformité n'étaient rien en comparaison de celles que déterminait l'accroissement du mal, et eussent-elles dû être plus considérables, elles n'auraient pas encore mérité d'arrêter l'attention de l'opérateur dans un cas où il s'agissait de la vie du malade.

D'après cet examen, il fut évident que les douleurs, la gêne, la difformité et les dangers attachés à l'opération étaient inférieurs à ceux qu'entraînerait nécessairement l'accroissement de la maladie, et qu'en outre l'opération mettait en faveur du malade quelque chance de guérison. Elle devait donc être pratiquée.

Le 29 avril, ce malade est conduit à l'amphithéâtre. Assis sur une chaise, la tête, portée en arrière, est maintenue dans cette position par un aide qui, embrassant avec les mains les angles de l'os maxillaire inférieur, applique l'extrémité de deux de ses doigts sur le bord inférieur de cet os, immédiatement au-dessous de l'insertion du muscle masséter, pour comprimer les artères faciales.

M. Dupuytren introduit le doigt indicateur gauche dans l'ouverture antérieure commune des deux fosses nasales, et le glisse derrière les parties molles du nez qu'il soulève, plonge la pointe d'un bistouri dans le cartilage nasal sur la ligne médiane, puis, suivant tous les contours du bord inférieur de l'os du nez gauche et de l'apophyse montante du maxillaire du même côté, et promenant ensuite de la même manière son bistouri sur les mêmes parties du côté droit, coupe en deux coups tous les cartilages du nez et les parties molles qui les recouvrent. Une artère qui fournit du sang, ne pouvant être liée, on la cautérise.

La partie moyenne de la lèvre supérieure est comprise entre deux incisions, qui, du bord antérieur des apophyses montantes des os maxillaires, descendant au bord libre de la lèvre supérieure, en se rapprochant un peu. Les lambeaux externes sont disséqués de chaque côté. Deux traits de scie, commencés en dehors des dents incisives latérales, sont dirigés de manière à se rencontrer sur la ligne médiane, à l'union des deux tiers antérieurs du plancher des fosses nasales avec son tiers postérieur. La scie employée ressemble à une lame de couteau assez mince, sur le dos de laquelle on aurait pratiqué des dents.

Cet instrument parvient très-aisément du côté gauche, jusqu'au point vers lequel il était dirigé. A droite, au contraire, elle tombe sur l'incisive latérale droite, laissée en place, et est arrêtée par elle. La section est achevée avec la gouge et le maillet. M. Dupuytren remarque alors que dans la fosse nasale gauche existe une fongosité arrondie, dure, du volume d'une grosse aveline. Il la saisit avec des pinces, reconnaît qu'elle n'adhère nulle part, et qu'elle appartenait à la masse enlevée, il l'extrait.

Une petite lame osseuse, inégale, étroite, longue de trois à quatre lignes restait au milieu de l'espace triangulaire, laissé par la section des os. Des cisailles servent à la couper. Avec des ciseaux courbes, sur le plat, on ébarbe les portions malades de la cloison, et quelques portions ramollies de la voûte palatine laissées à gauche par la scie. Un cautère rougi à blanc est porté du même côté pour les détruire entièrement.

Plusieurs artères qui avaient été comprimées momentanément par des aides donnent du sang. Une ligature leur est appliquée.

Lorsque tout est terminé, on voit une vaste cavité formée par la réunion de la bouche et des fosses nasales, à laquelle la rougeur de la membrane et les cornets donnent un aspect hideux.

M. Dupuytren, tirant alors très-légèrement sur les deux portions conservées de la lèvre supérieure, les rapproche avec facilité.

La perte de substance de cette lèvre semble aussi se réduire à une plaie linéaire. Ses deux bords sont traversés par deux aiguilles, autour desquelles est entortillé un fil dont les jets, en passant de l'une à l'autre, forment un huit de chiffre.

Toute la difformité qui, auparavant, résultait de la vaste cavité dont nous avons parlé, se réduit alors à celle qui suit constamment la perte des parties molles du nez.

Deux bandelettes de cérat sont placées sur le contour de la division du nez, et fixées par deux bandelettes de diachylon.

La portion enlevée du plancher des fosses nasales et de la lèvre supérieure a la forme d'un triangle, dont chacun des côtés aurait quinze lignes d'étendue. Toute la partie moyenne est ramollie. A droite, tout est parfaitement sain dans le lieu où a porté la section. A gauche, la partie coupée de la lèvre supérieure est saine; l'os maxillaire n'est dur et compacte qu'en avant; il est ramolli dans le reste de son étendue. Toutes ces portions ramollies sont grenues, susceptibles d'être écrasées comme du caséum desséché.

L'examen des parties enlevées au nez fait reconnaître qu'elles sont converties en un tissu lardacé, dans lequel on ne retrouve plus de cartilage.

Le malade, reconduit dans son lit, se trouve bien ; il a, dans la journée, quelques heures de sommeil.

Le soir, le pouls est plein et élevé ; il n'y a aucune douleur.

Looch deux onces, avec sirop diacode une demi-once.

Le 30 avril, deuxième jour depuis l'opération, même état.

Le 1er mai, troisième jour après l'opération, un peu d'œdême existe à la face, autour de la plaie. Le soir, il y a eu un frisson avec tremblement. Ce frisson dure une heure, et est suivi de chaleur et de sueur.

La nuit se passe assez bien ; il y a du sommeil.

Le 2 mai, quatrième jour après l'opération, la soif est vive, le pouls est un peu fréquent, la peau chaude ; anorexie, nausées ; la langue est sale, couverte de mucosités noirâtre et humide, la bouche mauvaise, l'haleine fétide, ce qui peut tenir aux fluides qui de la plaie tombent dans la bouche. Il n'y a pas d'évacuations alvines.

Diète, infusion de fleurs de tilleul miellée en gargarisme, limonade vineuse pour boisson. Cérat troué sur l'ouverture des fosses nasales. Lavemens.

Dans la journée, il y a une selle.

Le soir, les symptômes indiqués se sont accrus ; le pouls est fort, dur et fréquent. Le malade dit se sentir mal, mais il ne peut définir ce qu'il éprouve, encore moins en assigner le siége.

Sirop diacode. Du reste, même prescription ; on y ajoute l'eau de Seltz gommée.

Dans la nuit, il y a du sommeil.

Le 3 mai, cinquième jour après l'opération, les symptômes ont un peu diminué.

Même prescription.

Le soir, il se trouve bien ; les symptômes sont les mêmes que le matin.

La nuit est bonne.

Le 4 mai, sixième jour après l'opération, même état général. A plusieurs reprises, le malade a ressenti dans ses plaies des douleurs déchirantes. Il n'y a pas de selles. Aux autres symptômes s'est joint un léger sentiment de chaleur dans la poitrine.

Lavemens, pédiluves. Infusion de fleurs de tilleul et d'oranger. Eau de Seltz gommée. Continuation de la limonade vineuse.

Dans la journée, il y a une selle.

Dans la nuit, il y a du sommeil.

Le 5 mai, même état.

Dans la journée il y a quelques frissons suivis de chaleur, la la face rougit, se gonfle, devient chaude et douloureuse. Ces symptômes s'étendent à la partie supérieure du cou, mais ils ne prennent que peu d'intensité.

La nuit est bonne.

Le 6 mai, à quatre heures du matin, il y a quelques frissons.

A la vérité, la plaie est en pleine suppuration; l'intérieur des narines est remplie de croûtes, la langue est blanche sans être sèche; le pouls est grand, développé, régulier, médiocrement vif et assez fréquent; la peau n'est pas très-chaude. L'érysipèle de la face est toujours peu intense. Le malade se plaint d'une douleur vague à la partie supérieure du cou.

Tisane vineuse. Du reste, même prescription.

Le soir, le malade se plaint d'un sentiment de faiblesse; le pouls est fréquent, irrégulier, intermittent.

Le 7 mai (9e jour), l'érysipèle a diminué. Le pouls, toujours fréquent, n'est plus irrégulier. Le malade a de la difficulté à mouvoir sa tête, la mâchoire intérieure tremble involontairement. Du reste, même état.

M. Dupuytren recommande de faire la tisane vineuse avec de bon vin. Il prescrit, en outre, une potion avec la valériane et le quinquina.

Le soir, le malade se plaint d'une douleur dans la région de l'ombilic. Cette douleur augmente par la pression. Les membres sont douloureux. La respiration est un peu fréquente, l'expectoration est rare et difficile. Le malade dit qu'il se sent très-mal.

Vingt-cinq sangsues sur l'abdomen. Sinapisme aux pieds. Looch blanc avec un grain de kermès. Suppression de la tisane et de la limonade vineuse, ainsi que de la potion tonique.

Dans la nuit, il n'y a pas de sommeil.

Le 8 mai, dixième jour après l'opération, la langue est très-sèche, brune et écailleuse au milieu, humide à la pointe et sur les bords; l'haleine est fétide, la soif vive. La région ombilicale est toujours douloureuse. La respiration est difficile, fréquente et stertoreuse. Le pouls est petit, fréquent, très-inégal et intermittent. La peau est chaude et moite. La voix est presque éteinte; les mouvemens musculaires sont très-difficiles; à peine le malade peut-il porter ses mains des côtés du tronc jusque sur l'abdomen pour montrer où il souffre.

L'érysipèle de la face paraît avoir diminué.

Large vésicatoire camphré sur la poitrine. Ipécacuanha.

Il meurt une heure après la visite, avant que le vésicatoire ou l'ipécacuanha eussent produit aucun effet.

Nécroscopie, le 9 mai, vingt-cinq heures après la mort.

Les deux lambeaux de la lèvre supérieure sont réunis par première intention. Leur adhérence est assez facile à détruire, surtout en haut. Il ne reste plus de traces de l'affection carcinomateuse. Dans le point où a été appliqué le cautère, l'os maxillaire supérieur gauche est mince et tranchant, au lieu de présenter une surface aplatie, lisse, comme les points coupés par la scie. Les os du nez qui, pendant la vie, avaient offert une certaine mollesse, sont formés de deux portions, l'une supérieure et interne plus grande, l'autre inférieure et externe. Ces deux portions sont unies ensemble par un cartilage étroit.

L'arachnoïde contient une petite quantité de sérosité rougeâtre. La pie-mère est médiocrement injectée; elle se détache facilement de la substance cérébrale. Celle-ci est assez molle; sa couleur ne présente rien de particulier. La moelle de l'épine est plus petite que dans les sujets ordinaires; cependant les muscles sont assez forts.

Le péricarde contient une petite quantité de sérosité.

Le cœur est couvert d'une petite quantité de graisse. Les parois du ventricule gauche sont épaisses de cinq lignes près de la base, et d'une ligne et demie à la pointe. Celles du ventricule droit sont épaisses de deux lignes à la base, et d'une ligne à la pointe.

La membrane interne des cavités gauches est rouge; la valvule mitrale est violacée et opaque. L'aorte et toutes ses divisions, jusqu'aux artères radiales et poplitées, sont d'un rouge foncé très-intense. A l'union de la crosse avec la portion pectorale, la membrane interne est soulevée par une matière jaune, épaisse, un peu grumeleuse, de la consistance du miel, infiltrée dans une étendue égale à un centime entre les membranes interne et moyenne. Au-dessus et au-dessous de ce point, on voit encore plusieurs autres saillies semblables, mais beaucoup moins étendues. On divise très-facilement cette membrane interne des artères en plusieurs feuillets. Sa rougeur est plus marquée à droite qu'à gauche, aux cuisses qu'aux bras. Leur cavité contient du sang.

La membrane interne des cavités droites du cœur est un peu moins rouge que celle des cavités gauches. L'artère pulmonaire est aussi moins rouge que l'aorte. Celle des veines est très-foncée; elle tire sur le violet. Elle n'est pas uniforme, elle est plus intense dans certains points et surtout à la cuisse gauche. Leur cavité contient du sang.

La moitié de la plèvre droite contient douze cuillerées de sérosité brune purulente. La moitié postérieure du poumon est couverte d'une *écume* grisâtre, peu épaisse, mollasse, facile à détacher. Sous elle, la plèvre est injectée. Toute la portion de plèvre costale, qui correspond à cette partie du poumon, est aussi fortement injectée. Le reste est mince et transparent.

Le poumon est mou, crépitant, d'un gris rose en avant; plus dur, moins crépitant, violacé en arrière. Quand on le presse, après l'avoir coupé, on en exprime des fluides écumeux peu colorés en avant, très-colorés en arrière. Son sommet contient des tubercules non ramollis.

La plèvre gauche est presque entièrement convertie en tissu cellulaire. La cavité n'existe plus qu'inférieurement.

Le poumon de ce côté est d'un gris rosé mêlé de noir; il est mou, crépitant, excepté à son sommet, où existent des tubercules non ramollis.

La langue et le commencement de la trachée-artère est d'un gris rosé. La bifurcation de la trachée-artère et les bronches sont d'un gris rouge foncé.

L'estomac présente, dans son grand cul-de-sac, une plaque rouge, large à peu près comme la paume de la main. Le reste est d'un gris blanc. Près du pylore existent quelques petites tumeurs dures, blanchâtres, résistantes, du volume d'une petite noisette, recouvertes par la membrane muqueuse nullement altérée.

L'intestin grêle est partout d'un gris-blanc. La membrane muqueuse du gros intestin est légèrement rouge dans quelques points du cœcum, noirâtre dans d'autres points de ce même intestin, ainsi qu'au commencement du colon, d'un gris-blanc dans tout le reste de son étendue.

Le foie est mou, d'une couleur brune foncée; il résiste peu à la pression.

La rate est d'un brun noirâtre, assez consistante.

Les reins sont d'un gris jaunâtre piqueté de violet à leur surface. Le droit contient, près de son sommet, un kyste du volume d'une noix, rempli de sérosité jaune, limpide, intimement adhérent à la substance du rein, subdivisé intérieurement par des cloisons incomplètes.

La vessie est d'un gris-blanc.

www.ingramcontent.com/pod-product-compliance
Ingram Content Group UK Ltd.
Pitfield, Milton Keynes, MK11 3LW, UK
UKHW022126170726
13837UKWH00003B/1383

9 782329 118345